DE
L'INTERVENTION CHIRURGICALE
DANS LES
ÉTRANGLEMENTS
INTERNES

PAR

LE DR EUGÈNE CHARPENTIER

INTERNE DES HÔPITAUX DE PARIS

PARIS

LEFRANÇOIS, LIBRAIRE-ÉDITEUR

RUE CASIMIR-DELAVIGNE, 9.

1870

DE L'INTERVENTION CHIRURGICALE

DANS

LES ÉTRANGLEMENTS INTERNES.

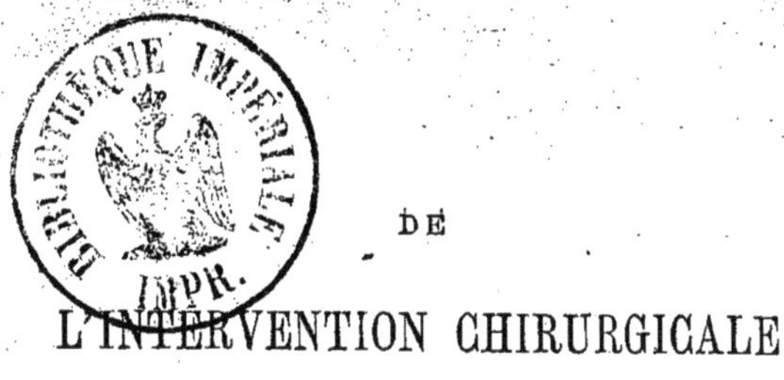

DE

L'INTERVENTION CHIRURGICALE

DANS LES

ÉTRANGLEMENTS

INTERNES

PAR

Le Dᴿ Eugène CHARPENTIER

INTERNE DES HÔPITAUX DE PARIS.

PARIS

LEFRANÇOIS, LIBRAIRE-ÉDITEUR

RUE CASIMIR-DELAVIGNE, 9.

1870

TABLE DES MATIÈRES.

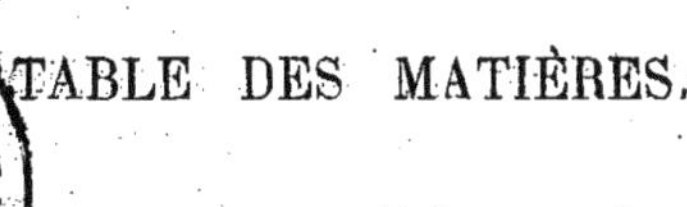

A. Parent, imprimeur de la Faculté de Médecine, rue Mr-le-Prince, 31.

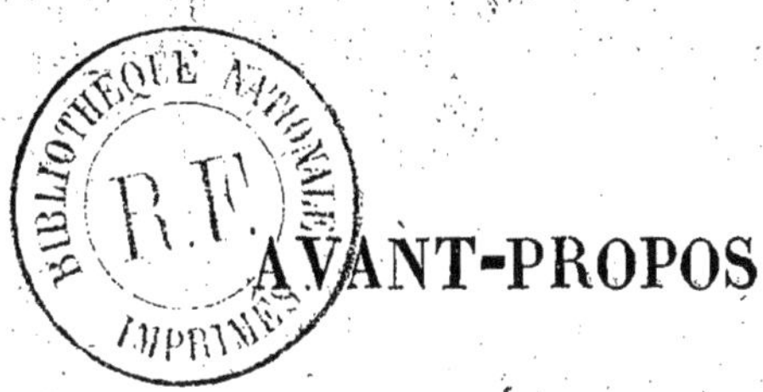

AVANT-PROPOS

Dans l'art de guérir, il ne suffit pas d'avoir constaté des symptômes, d'en avoir étudié la marche de manière à conclure au diagnostic de la maladie dont ils sont l'expression extérieure et de posséder le traitement ou les traitements appropriés ; ce qu'il importe essentiellement de connaître, mais ce qui aussi est peut-être le plus difficile à saisir, ce sont les indications thérapeutiques, c'est-à-dire les raisons qui nous guident dans la préférence pour un médicament, dans le choix des cas et de l'époque où il convient d'employer l'agent de la guérison.

Si pour certaines opérations la trachéotomie, la kélotomie, ou la thoracentèse, pour n'en citer que quelques-unes, les indications ont été nettement établies et formulées, il est juste de dire qu'elles n'ont pas été aussi nettement tracées pour beaucoup d'autres. En particulier, pour les opérations qui font le sujet de notre thèse, opérations qui pourtant ont déjà motivé la publication de nombreux procédés et suscité à plusieurs reprises de sérieuses discussions académiques, en admettant même que leur opportunité soit généralement établie, il n'en est pas moins regrettable de voir combien peu nettes sont les indications formulées à leur égard, combien vivement sont discutées en sens divers les quelques indications formulées.

Il est vrai de dire que si cette question n'a jamais été étudiée d'une manière complétement satisfaisante, il n'en pouvait être autrement. Le nombre des observations publiées était tellement restreint, qu'il était plus que prudent en face de telles opérations, d'attendre la collection d'un plus grand nombre de faits avant de se prononcer sur le degré d'opportunité et sur la valeur de tel ou tel procédé.

Notre but, en traitant ce sujet, n'est pas de faire de l'entérotomie, par exemple, un éloge tellement pompeux que nous allions jusqu'à conseiller de la pratiquer toujours et quand même. Il suffira de parcourir les observations que nous avons réunies pour s'apercevoir bien vite que si cette opération ne doit pas être rejetée absolument, il serait en revanche fort téméraire de la pratiquer à toute occasion. Dans cette étude nous nous sommes proposé d'établir la valeur thérapeutique de l'entérotomie et de la gastrotomie, de rechercher dans quels cas il convenait d'opérer, quels procédés avaient fourni le plus de succès et surtout à quelle époque il fallait pratiquer l'opération. En d'autres termes, pourquoi, où, comment et quand faut-il opérer ; telles sont les différentes questions qui font l'objet de notre travail.

L'idée de faire notre thèse sur ce sujet nous est venue alors que nous étions interne dans le service de notre cher maître, M. Cazalis, à propos d'une occlusion intestinale pour laquelle M. Demarquay pratiqua un anus artificiel. La rareté de l'opération, l'état de faiblesse et de prostration dans lequel était tombée la malade, les nombreuses hésitations avant d'opérer, la difficulté de diagnostiquer la nature, le siége et la cause de la lésion, l'issue funeste et rapidement funeste de l'opération nous impressionnèrent vivement et furent autant de raisons qui nous déterminèrent à rechercher les cas analogues à celui que nous venions d'observer et à examiner quels en avaient été les résultats.

Nous devons ajouter que l'on ne trouvera pas ici tout ce qui a été écrit sur l'anus artificiel, par exemple à propos des malformations congénitales, non plus que dans les cas d'étranglements herniaires dits externes. Les nouveaux dictionnaires contiennent, dans différents articles, un savant exposé des discussions anatomiques, opératoires et pathologiques qui ont eu lieu à ce sujet. Vouloir traiter de nouveau ces questions, ce serait s'exposer à être forcé de les recopier faute de les pouvoir mieux reproduire. Nous nous sommes borné à étudier les opérations pratiquées dans les cas d'étranglement interne, les lésions congénitales exceptées.

Charpentier.   2

DE

L'INTERVENTION CHIRURGICALE

DANS LES

ÉTRANGLEMENTS INTERNES

RÉSUMÉ HISTORIQUE.

Lorsqu'on étudie cette question au point de vue historique, on voit que les opinions sur la valeur thérapeutique de la gastrotomie et de l'entérotomie se sont modifiées graduellement. Or ces modifications successives sont, on peut facilement s'en convaincre, subordonnées à des faits d'ordres différents. La connaissance plus précise des plaies des intestins, de celles du péritoine, des effets de la ligature des épiploons d'abord, puis les résultats heureux et plus nombreux de la kélotomie, de l'opération césarienne, des ovariotomies, enfin la publication de faits plus nombreux d'entérotomie, ajoutons à cela les progrès dans la symptomatologie et le diagnostic des occlusions intestinales, toutes ces conditions réunies tiennent sous leur dépendance les opinions si diverses qui se sont produites à propos de l'entérotomie et de la gastrotomie. C'est ce que va nous prouver l'exposé historique qui suit.

Il faudrait, en admettant ce que dit Cœlius Aurelianus, remonter jusqu'à Proxagoras de Cos, pour trouver la première indication d'un traitement chirurgical dans l'occlusion intestinale. Il aurait le premier conseillé d'ouvrir le ventre dans ce qu'il appelait passio iliaca. On a plus ou moins discuté à ce sujet, les uns prétendant qu'il s'agissait d'étranglement interne, les autres ne voulant y voir qu'une hernie étranglée avec le conseil de débrider. Toujours est-il que les autres auteurs anciens et ceux du moyen âge se taisent sur cette opération ou n'en parlent que pour la condamner.

Ce fut en 1676 seulement que Paul Barbette, chirurgien d'Amsterdam, donna d'une manière positive le conseil d'ouvrir l'abdomen dans le cas de volvulus rebelle ou d'intussusception de l'intestin. En ce cas, comme pour les autres opérations, on voit l'idée d'opérer naître et se formuler bien avant que l'application se fasse. Bonet (Sepulchretum anat., lib. III, sect. 14, Genève (679), joint au texte de Barbette une note qui prouverait que l'opération proposée par cet auteur a été pratiquée avec succès. Cependant Hévin, dans son mémoire à l'Académie de chirurgie (Recherches historiques sur la gastrotomie dans le cas du volvulus), met en doute cette observation parce qu'elle aurait été communiquée à Bonet par un homme étranger aux connaissances médicales. Le premier fait bien avéré de gastrotomie se trouve rapporté par Velse et a été exécuté en présence de Nuck, avec plein succès. En même temps que quelques chirurgiens cherchaient à faire prévaloir la gastrotomie dans les étranglements internes, Littre (1710), qui dans un cas de hernie avec gangrène avait déjà enlevé une portion d'intestin et assujetti à l'anneau le bout supérieur, émettait, dans le sein de l'Académie des sciences, l'idée de l'anus artificiel. Ce fut au sujet d'un enfant mort d'une imperforation du rectum que pour remédier à ce vice de conformation, il proposa de faire une incision à l'abdomen, au niveau de la fosse iliaque gauche, d'aller à la recherche de l'S iliaque du côlon, de la fixer aux lèvres de la plaie et de l'ouvrir, afin d'établir en cet endroit une voie d'écoulement aux matières fécales. A cette époque d'ailleurs, les esprits se préoccupent beaucoup des lésions du bas-ventre et particulièrement des intestins, comme le prouvent les différents travaux consignés dans la collection des mémoires de l'Académie de chirurgie.

Louis (1757), mémoire sur les hernies avec gangrène ;
Ritsch, mémoire sur un effet peu connu de l'étranglement
dans la hernie intestinale (tome XI) ; Hevin, mémoire déjà
cité, tome XI) ; Verdier, tome VII, mémoire sur une plaie
dans la capacité du bas-ventre, avec des remarques sur la
ligature de l'épiploon ; Pipelet, mémoire sur la ligature de
l'épiploon, (tome VIII, id. 2ᵉ mémoire) ; tome XI, sur la
réunion de l'intestin qui a souffert déperdition de substance
dans une hernie avec gangrène. Nous n'entrerons pas dans
l'analyse de ces mémoires déjà bien vieillis et où cependant
se trouvent des indications de procédés opératoires
remis à neuf de nos jours Le procédé de Rhamdor, le
chirurgien du duc de Brunswick qui permet d'éviter la
création d'un anus artificiel en suturant les deux bouts de
l'intestin divisé sur un tuyau de trachée artère introduit
dans leur calibre excite les défenses et lesaggressions les
plus vives. Malgré les conseils de Louis et la proposition
de Littre, l'idée de l'entérotomie resta plusieurs années
dans l'oubli. La tentative de Pillore de Rouen (1772) fut
couronnée de succès et suivie d'autres opérations pratiquées
par Renault (1776) pour la première fois sur l'intestin grêle,
par Dubois (1783) qui opéra sans succès un enfant imper
foré, par Duret de Brest (1787) qui, plus heureux, sauva
son malade par Desault (1787) et par Fine (1797), vinrent
ajouter des faits nouveaux.

En 1800, Callisen modifie le procédé de Littre en allant
décoller le péritoine sans l'intéresser dans cette opération,
devançant ainsi l'entérotomie lombaire d'Amussat, qui à
ce sujet publia en 1839 un mémoire (sur la possibilité d'é-
tablir un anus artificiel dans la région lombaire sans pé-
nétrer dans le péritoine). Ce mémoire est surtout précieux
par les documents historiques qu'il contient. On y trouve
consignées les opérations de Freer, Pring, Martland, quatre
observations propres à Amussat et une série d'opérations
de même nature pratiquées sur des enfants imperforés par
Legris, Ferrand, Ouvrard, Miriel, etc.

Cependant l'opération proposée par Louis dans le cas de

rétrécissement intestinal consécutif à une hernie étranglée ne trouvait personne pour en faire l'application, et bien qu'en 1787 Arnault, maître en chirurgie en Champagne, en eût fait l'essai sur l'homme avec un plein succès, l'entérotomie de l'intestin grêle tomba dans un tel oubli que pas un traité de chirurgie, jusqu'au livre de Boyer, n'en mentionne même l'existence. Quand il s'agit d'un étranglement qui réclame une opération, c'est toujours à l'entérotomie lombaire ou à la gastrotomie que l'on a recours. C'est ainsi qu'on vit Dupuytren, en 1817, pratiquer à l'Hôtel-Dieu cette opération de gastrotomie si célèbre par son insuccès et par les difficultés insurmontables qu'elle présenta. En 1818, Mannoury de Chartres, publia ce fait et vanta néanmoins l'entérotomie pour certains cas d'étranglement. En 1825 Seckendorf (thèse de Leipzig) signala positivement l'entérotomie comme préférable à la gastrotomie.

Nous nous permettons de transcrire ici textuellement une partie d'un article publié par notre maître M. Laugier, dans son Bulletin chirurgical de 1828, p. 359. Il rapporte une observation de hernie congénitale étranglée de la tunique vaginale chez un jeune homme de 19 ans. Taxis-réduction, étranglement interne, péritonite, mort. Suivent les propositions suivantes :

« J'ai fait entendre plus haut que le jour même de la mort du malade, et lorsqu'après avoir reconnu l'étranglement interne, j'ai pu constater par la percussion la présence dans la région hypogastrique d'une anse intestinale appartenant au bout supérieur et située transversalement, j'avais conçu un projet d'opération auquel M. Marjolin avait donné son assentiment; cette opération, je l'ai simulée sur le cadavre ; elle eût pu être faite facilement sur le vivant, et l'occasion de la pratiquer utilement ne se fera peut-être pas beaucoup attendre, car elle pourrait convenir dans quelques autres étranglements internes que ceux qui résultent de la réduction des hernies. En effet, si l'on recherche dans quelle vue a été pratiquée la gastrotomie

pour des étranglements internes, on reconnaît que l'intention de l'opérateur a été de rechercher et d'amener au
dehors l'anse intestinale étranglée, afin de lever l'étranglement. On s'est proposé de couper la bride qui serre l'intestin, d'exciser l'anse intestinale rétrécie, de dégager l'intestin invaginé. Sauf deux observations (Bonet, Haller),
ouvrir le ventre pour dérouler le canal intestinal, est dé-
sormais considéré comme une opération trop dangereuse,
sinon impraticable. Pour le cas actuel, il m'était venu dans
la pensée d'exécuter une opération dont le conseil se trouve
d'ailleurs à peu près formulé dans les leçons orales de Dupuytren, publiées récemment par M. Marx et Brière de
Boismont ; c'est d'ouvrir un anus sur le bout supérieur le
plus près possible de l'étranglement. Mais comme cette dé-
termination précise est très-ardue, il faudra, je crois, se
féliciter si, en ouvrant le bout supérieur, le hasard a fait
que l'incision ne soit pas trop éloignée du lieu de l'étranglement ; peut-être vaut-il mieux donner le précepte de
chercher le bout supérieur dans la région hypogastrique,
en incisant la ligne blanche, parce qu'il est préférable de
convenir d'une opération praticable, et que d'ailleurs, en
choisissant ce point du ventre, on tombera, pour la grande
majorité des cas, dans une anse intestinale assez rappro-
chée de la fin de l'intestin grêle. La percussion devra con-
duire, du reste, à rechercher la portion du bout supérieur
que sa matité indique être remplie de matière. Avec cette
précaution, on ne pourra faire d'erreur que dans les cas de
tumeur plus ou moins volumineuse comprimant l'intestin,
ou d'invagination ; mais on réussira d'emblée à ouvrir une
large voie aux matières, dans les autres cas d'étranglement
interne. On aura soin de s'assurer, avant l'opération, de
l'état de vacuité de la vessie, et chez les femmes, de l'état
et de la position de la matrice ; l'intestin ne sera ouvert
qu'après avoir pris les précautions usitées en pareille cir-
constance pour éviter un épanchement de matières fécales
dans le ventre. L'effet immédiat sera le soulagement du
malade ; il est facile de voir que dans quelques cas d'étran-

glement interne , par exemple, celui qui est produit par la torsion d'une anse repliée sur elle-même, il pourra arriver que par la seule déplétion du bout supérieur, le retour du mouvement antipéristaltique fasse disparaître cette disposition vicieuse. Or, ce retour est rendu impossible par la distension qu'occasionnent les matières accumulées dans le bout supérieur. »

Nous voici donc arrivé à une période où l'étranglement interne n'est plus regardé comme une lésion au-dessus des ressources de l'art ; dès lors les faits de gastrotomie, d'entérotomie ne tardent pas à se succéder. Citons les noms de Fuchsius, 1825 (Arch. méd.), Reybard, 1833, qui présente à ce sujet un mémoire à l'Académie, Amussat (Mém. déjà cité), qui soulève à son sujet plusieurs discussions académiques auxquelles prennent part Velpeau, Gerdy ; en 1838, Ducros, interne dans le service de Briquet, publie une observation d'entérotomie avec insuccès, dont on verra d'ailleurs l'explication. C'est à l'occasion d'un fait analogue, mais dans lequel l'opération de l'anus artificiel fut suivie d'un plein succès, que M. Maisonneuve lut à l'Académie des Sciences un mémoire sur l'entérotomie de l'intestin grêle qu'il publia en 1845 dans les Archives de médecine : dans ce mémoire il établit que l'entérotomie constitue la seule méthode de thérapeutique en cas d'étranglement interne, de quelque nature qu'il soit et qu'elle a des chances raisonnables de succès, alors qu'il n'y a pas complication de péritonite généralisée.

A dater de cette époque se succèdent des observations d'entérotomie et de gastrotomie pratiquées par Backer 1836, Velpeau 1839, Nélaton 1845, Évans 1846, Nélaton 1846, Goling Bird 1847, Didot 1848, Haton 1848, Hilton et Bird 1848, Maisonneuve, Reali d'Orvieto, Nélaton 1849.

Le Dr Crisp, dans *The Lancet* 1847, publie un mémoire sur la gastrotomie dans le cas d'obstruction intestinale, la défend contre les objections qu'on lui a faites et conclut en la regardant comme une opération fort simple et peu dangereuse.

Toutefois, malgré les mémoires et les succès publiés, l'opinion est loin d'être faite à cet égard, en France du moins, ainsi que le prouve la discussion académique, soulevée en 1851, à l'occasion de la présentation par M. Bouvier, d'un fait d'étranglement interne ; ce chirurgien demandant si ce n'était pas là un de ces cas sur lesquels on pût pratiquer la gastrotomie, l'Académie ne se prononça pas et lorsqu'à la Société de chirurgie, M. Gosselin chargé de faire un rapport sur le même fait, posa la question de l'opération, MM. Denonvilliers, Nélaton, Maisonneuve s'en trouvèrent partisans contradictoirement avec Michon, Lenoir et Morel-Lavallée. C'est à la suite de cette discussion que M. Maisonneuve donna quelques considérations sur une nouvelle opération qu'il avait imaginée pour combattre les étranglements, sur ce qu'il appelle l'anastomose intestinale. A la suite d'expériences nombreuses, il avait reconnu qu'on pouvait impunément soustraire une grande portion de l'intestin à la circulation. Ainsi, il avait anastomosé l'intestin grêle à peu de distance du duodénum avec le gros intestin et les animaux avaient guéri.

A cette époque parurent dans les différents journaux et recueils une série d'opérations venant de l'étranger (Field, Clakeron Wilson, Pennell), et plusieurs pratiquées avec succès par M. Nélaton. Ces dernières se trouvent consignées dans la thèse de M. Vassor, soutenue en 1852 : (de l'étranglement interne et des opérations qui lui sont applicables). L'auteur propose la gastrotomie dans tous les cas d'étranglement. Un an avant, M. Demarquay, chargé par la Société de chirurgie d'un rapport sur un travail de Bitot de Bordeaux, mettait plus de réserve et évitait de se prononcer : « dans l'état actuel de la science, je ne vois pas que l'on puisse dire : la gastrotomie n'est praticable que dans telle forme d'étranglement, cette forme ne pouvant être déterminée à l'avance. » Bitot ne la conseillait que dans les cas d'étranglement par une bride.

A la suite de la thèse de Vassor, les thèses et mémoires

sur l'étranglement deviennent plus fréquentes et contiennent quelques nouvelles observations.

Ce sont par ordre chronologique :

1853. La thèse de Rieux (Considérations sur l'étranglement de l'intestin dans la cavité abdominale) qui propose, étant donné un cas bien caractérisé d'étranglement interne, d'adopter l'opération de la gastrotomie, sauf à la terminer par l'entérotomie avec formation d'anus artificiel, si l'obstacle n'était pas découvert.

1854. La thèse de Savopoulo : de l'étranglement interne et de ses traitements. Élève de M. Nélaton, plein d'enthousiasme pour les idées de son maître, il en exagère peut-être les préceptes, comme le fait judicieusement remarquer en 1857, M. Besnier, dans sa thèse sur le diagnostic et le traitement de l'occlusion de l'intestin dans la cavité abdominale.

1857. Bouttet-Durivaux : de l'Occlusion des intestins dans la cavité abdominale.

1857. Deswatines : quelques remarques à propos de certaines occlusions intestinales.

1859. Mémoires de MM. Duchaussoy et de M. Besnier sur l'anatomie pathologique des étranglements internes et les conséquences pratiques qui en découlent. Nous aurons souvent l'occasion de citer ces deux mémoires pour n'en point parler maintenant.

1860. Mony : Considérations sur l'étranglement de l'intestin.

1860. Langin : Étude critique sur quelques opérations applicables aux occlusions de l'intestin.

1860. Planque : Sur l'étranglement interne.

1860. Mony : Considérations sur l'étranglement de l'intestin par des brides péritonéales.

Les articles d'occlusions intestinales de Trousseau, de M. Dolbeau et de M. Maisonneuve sont publiés dans leurs Cliniques 1864-67.

En 1869, M. Patoir, sous l'inspiration de M. Parise de Lille, a soutenu une thèse dans laquelle il vante également la gastrotomie et l'entérotomie que l'on doit, dit-il, considérer non comme des procédés rivaux, mais comme des procédés ayant chacun leurs indications et leurs contre-indications.

Telle est, aussi résumée que possible, l'histoire de l'entérotomie et de la gastrotomie. Notre but dans cette thèse est de chercher à combler les lacunes présentées par les travaux précédents, en exposant d'après le plus grand nombre de faits d'étranglements opérés ou non, les indications et contre-indications de l'intervention chirurgicale dans des cas analogues.

N°s d'ordre.	OPÉRATEURS.	DATE de l'opérat.	AGE.	SEXE.	DIAGNOSTIC.	OPÉRATION.	RÉSULTATS.	BIBLIOGRAPHIE.	REMARQUES.
1	X.	1679		F.	Passion iliaque.	Gastrotomie. On dénoue l'étranglement.	Guérison.	Sepulcretum anatomicum, liv. III; Genève, 1677-79.	Observation contestée.
2	Nuck.	?	50	F.	Volvulus.	Gastrotomie à gauche de l'ombilic. Réduction.	Guérison.	Velse, De mutuo intestin. ingressu. Haller, Disp. an.	
3	Renault (de Joinville).	1772	25	H.	Etranglement interne après une opération de hernie étranglée.	Entérotomie de la fosse iliaque.	Guérison en 28 j.	Dans l'anc. Journ. de méd., t. LXXI, p. 347. Th. de Savoponto, 1854, p. 35.	Rétabliss. du cours normal des matières 6 jours après l'opération.
4	Pillore (de Rouen).	1776	50	H.	Squirrhosité de la fin du côlon descendant.	Entérotomie du cæcum dans la fosse iliaque droite.	Mort apr. 15 j	In Mémoire d'Amussat, 1839	La mort est expliquée par l'inject. de 2 liv. de merc. qui ont fusé dans le périt.
5	Fine (de Genève).	1797	63	F.	Squirrhosité de l'extrémité supérieure du rectum.	Entérotomie du côlon transverse entre l'ombilic et le pubis.	Guérison.	In Mém. d'Amussat, 1839, p. 85.	Mort 4 mois après; cachexie albuminurique.
6	Dupuytren.	1817	57	H.	Etranglement de l'intestin grêle par bride épiploïque.	Gastrotomie sur la ligne blanche. Ouverture de 2 collections purul.	Mort 6 h. apr.	Th. de Maunoury, de Chartres, 1819, p. 52.	La péritonite existait déjà 7 jours avant l'opération.
7	Freer.	1818	47	H.	Rétrécissement du rectum à 5 pouces de profondeur.	Entérotomie du côlon descendant dans la fosse iliaque gauche.	Mort 15 j. apr.	London medic. phys. Journal, 1821.	Pas d'autopsie.
8	Pring.	1820	64	F.	Rétrécissement du rectum à 7 pouces de l'extrémité infér.	Entérotomie du côlon descendant dans la fosse iliaque gauche.	Guérison.	London med. phys. Journ., 1821. Mém. d'Amussat.	L'érysipèle gang. de la plaie n'empêche pas la guér.
9	Martland.	1824	44	H.	Squirrhosité du rectum.	Entérotomie du côlon descendant dans la fosse iliaque gauche.	Guérison.	Edimburg medical Journal, vol. XXIV, 1825.	Guérison const. 1 an après.
10	Fuchsius.	1825	28	H.	Invagination.	Gastro-entér. dans l'hypochondre droit. On déroule 2 pieds d'intest.	Guérison le 14e j.	Journ. der pract. Heilk. Arc. méd., 1825, t. IX, p. 116.	Il n'y a pas eu de péritonite.
11	Monod.	1838	25	F.	Squirrhosité de la partie supérieure du cæcum.	Entérotom. de l'iléon dans la fosse iliaque droite.	Mort le 2e j.	Arc. méd., 1838, 2e sér. Fait rapp. par Ducros, interne.	L'anse intestinale, mal fixée à la plaie, rentra dans l'abdomen le 3e jour.
12	Velpeau.	1839	60	F.	Etranglement interne avec cachexie cancéreuse.	Entérotomie de l'S iliaque dans la fosse iliaque gauche.	Mort le 2e j.	Gazette méd., 1839, p. 638.	La péritonite était manifeste avant l'opération.
13	Amussat.	1839	50	F.	Tympanite stercor. chronique. Obstruction complète depuis 30 jours.	Entérotomie lombaire droite du côlon ascendant.	Guérison.	2e mémoire, p. 2 et suiv.	Pas d'accidents consécutifs.
14	Amussat.	1841	60	F.	Cancer du rectum. Obstruction datant de 40 jours.	Entérotomie lombaire droite du côlon ascendant.	Mort le 6e j.	2e mémoire, p. 22 et suiv.	Autopsie: pas de péritonite, mais entérite génér.
15	Amussat.	1839	48	F.	Squirrhe de l'S iliaque.	Entérotomie lombaire gauche du côlon descendant.	Guérison,	1er mémoire, p. 34.	Mort 5 mois après de péritonite cancéreuse.
16	Amussat.	1839	62	H.	Cancer du rectum.	Entérotomie lombaire gauche du côlon descendant.	Guérison.	1er mémoire, p. 52.	Guérison confirmée 2 ans après; état stationnaire du cancer rectal.
17	Amussat.	1839	47	F.	Rétrécissement à l'angle du côlon transverse et descendant.	Entérotomie du cæcum dans la fosse iliaque droite.	Mort 26 h. apr.	In 2e mémoire, p. 44.	L'opération a eu lieu in extremis.
18	Thierry.	1842	70	H.	Rétrécissement squirrheux de l'S iliaque.	Entérotomie du cæcum dans la fosse iliaque droite.	Mort.	Annales de chir. franç. et étrang., t. VI, p. 98; 1842.	Péritonite antérieure à l'opération.
19	Reybard (de Lyon).	1843	28	H.	Cancer de l'S iliaque.	Entérotomie de l'S iliaque dans la fosse iliaque gauche.	Guérison.	Bulletin de l'Acad. de méd., t. IX, p. 1031.	Extirp. de la tumeur et sut. de l'intes. sans anus artific. Mort 1 an apr. Récid.
20	J. Evans.	1843	23	H.	Rétrécissement fibro-cartilagineux à l'angle du côlon ascendant et transverse.	Entérotomie lombaire droite du côlon ascendant.	Guérison.	Arch. méd., 1846, t. X. London med. surg. Transact., 1845.	Mort le 27e jour d'une péritonite.
21	Maisonneuve.	1844	64	F.	Etranglement interne.	Entérotomie fosse iliaque droite après débridement de hernie ing.	Guérison.	Clinique chirurg. de Maisonneuve, p. 439.	
22	Nélaton.	1845	40	H.	Etranglem. de la fin de l'iléon à travers une déchir. du mésent.	Entérotomie de la fin de l'intestin grêle, fosse iliaque droite.	Mort.	Union médic., 1851, p. 34.	Péritonite constaté et pendant l'opération.
23	Hilton et Goldung Bird.	1846	20	H.	Etranglement de l'intestin grêle sur une étendue de 6 pouces.	Gastrotomie entre ombilic et pubis suivie de tractions douces.	Mort 9 h. apr.	Transact. med.-chir.; Londres, 1847. Arch. méd., 1848	
24	Didot.	1848	65	H.	Rétrécissement du rectum.	Entérotomie lombaire gauche.	Guérison,	Gazette médicale, 1848.	Guér. confirmée 3 mois ap.
25	Nélaton.	1848	40	F.	Etranglement interne.	Entérotomie fosse iliaque droite.	Guérison.	Clin. de Trousseau, t. III, p. 207.	
26	Nélaton.	1848	55	H.	Rétrécissement du rectum.	Entérotomie fosse iliaque droite.	Mort.	Clin. de Trousseau, t. III, p. 210.	Mort au 3e jour d'accès pernicieux.

N°s d'ordre.	OPÉRATEURS.	DATE de l'opérat.	AGE.	SEXE.	DIAGNOSTIC.	OPÉRATIONS.	RÉSULTATS.	BIBLIOGRAPHIE.	REMARQUES.
27	Maisonneuve.	1849	30	H.	Cancer encéphaloïde de l'extrémité inférieure du rectum.	Entérotomie lombaire gauche du côlon descendant.	Guérison.	Union médicale, t. III, n° 87.	Mort 2 mois après de phthisie aiguë.
28	Nélaton.	1849	16	H.	Etranglement interne à la suite du débridem. de hernie étranglée.	Entérotomie fosse iliaque droite de l'intestin grêle.	Guérison.	In Thèse Savopoulo, 1844, p. 46.	Rétablissem. du cours normal des matières dès le 2e jour.
29	Reali Dorvieto	1849	35	H.	Etranglem. interne par nœud.	Gastro-entérotomie suivie de sutureintestinale.	Guérison.	Union médic., 1839, n° 114.	Guérison confirmée 4 mois après.
30	James Luke.	1850	60	H.	Obstruct. au niveau de la courbure sygmoïde du côlon.	Entérotomie du cæcum dans la fosse iliaque droite.	Guérison.	Union médic., 1859, n° 114.	
31	Nélaton.	1851	35	H.	Etranglement interne datant de 20 jours.	Entérotomie du cæcum dans la fosse iliaque droite.	Mort.	In Thèse Savopoulo, 1854, p. 48.	La mort ne fut due qu'à l'apparition de nouveaux accidents d'étranglement.
32	Field.	1851	33	H.	Rétrécissement de l'S iliaque.	Entérotomie lombaire gauche du côlon descendant.	Guérison.	Bulletin de thérap., t. XL, 1851.	Mort 19 mois après de cirrhose du foie.
33	Clarkson.	1851	21	F.	Rétrécissement fibreux du rectum.	Entérotomie lombaire gauche du côlon descendant.	Guérison.	Bulletin de thérap., t. XL, 1851.	Mort 14 mois après de péritonite tuberculeuse.
34	Wilson Pennel	1851	50	H.	Cancer vésico-rectal.	Entérotomie lombaire gauche du côlon descendant.	Guérison.	Bulletin de thérap., t. XL, 1851.	
35	[Nélaton.	1852	20	H.	Etranglement interne.	Entérotomie de l'intestin grêle, fosse iliaque droite.	Guérison.	In Thèse Savopoulo, p. 41, 1854.	Rétablissem. du cours normal des matières.
36	Burggræve.	1854	40	H.	Obstruction lymphatique.	Entérotomie lombaire gauche du côlon descendant.	Guérison.	Gazette hebdomad., 1854.	Confirmée 2 mois après.
37	[Hilton.	1854	14	H.	Etranglement du jéjunum dans un orifice anormal du mésentère.	Gastrotomie péri-ombilicale. L'étranglement est levé.	Mort 12 h. apr.	Gazette hebdomad., 1854.	Mort imminente avant l'opération. Longue exploration du ventre.
38	Joël, de Rolle (Suisse).	1854	66	F.	Etranglement interne datant de 84 jours.	Entérotomie fosse iliaque droite.	Guérison.	Gazette des hôpitaux, 1854, n° 56.	
39	Borelli.	1854	40	H.	Etranglement par le collet d'un sac herniaire réduit.	Gastrotomie fosse iliaque droite. Débridement.	Guérison en 3 sem.	Gazette médic., 1855, p. 756	
40	Denonvilliers .	1854	34	H.	Occlusion par torsion du côlon transverse sur son axe.	Entérotomie dans la fosse iliaque droite.	Mort le 5e jour.	In Thèse de Besnier; doctorat, 1857.	Péritonite antérieure à l'opération.
41	Chassaignac.	1855	46	F.	Etranglement interne datant de 2 mois (intestin grêle).	Gastrotomie fosse iliaque droite. Entérotomie 9 heures après.	Mort le soir.	Traité des opérations chir. (Chassaignac), p. 675.	On ne différa l'opération que pour obtenir des adhérences.
42	Anderson.	1856	32	H.	Tumeur colloïde de l'S iliaque.	Entérotomie de l'S iliaque.	Guérison.	Gazette médicale, 1859.	Meurt 28 jours après de péritonite suraiguë.
43	Jobert de Lamballe.	1857	50	H.	Etranglement de l'S iliaque.	Entérotomie de l'intestin grêle dans la fosse iliaque droite.	Mort 24 h. apr.	Gazette des hôpit., 1857. Clinique de Trousseau.	Opéré in extremis. Péritonite constatée pendant l'opération.
44		1857	40	F.	Rétrécissement du rectum.	Entérotomie lombaire gauche. Incision du péritoine.	Guérison.	Bulletin de thérapeut., 1857.	Mort 2 mois après. Cause de mort non indiquée.
45	Robert.	1856	23	F.	Invagination de l'S iliaque dans le côlon descendant.	Entérotomie de l'intestin grêle dans la fosse iliaque droite.	Mort 48 h. apr.	In Thèse de Besnier, 1857.	Péritonite constatée pendant l'opération.
46	Sir Henri Cooper.	1857	34	F.	Obstruction du côlon.	Paracentèse du cæcum avec un trocart volumineux.	Guérison.	British medical Journal. Gazette hebdom., 1857.	L'anus artificiel persistait 10 mois après.
47		1857	50	F.	Cancer de l'utérus comprimant l'intestin.	Entérotomie lombaire droite.	Mort 8 j. apr.	Medical Times, 1857. Bulletin de thérapeut., 1857.	Morte par progrès de la cachexie cancéreuse.
48	Richard.	1857	60	F.	Etranglement de l'S iliaque par le pédicule d'un ovaire kystique.	Entérotomie de la fosse iliaque gauche.	Morte 9 j. apr.	Compte-rendu de la Société de méd. de la Seine, 1857. Gazette hebd., n° 83, 1857.	Mort due à un phlegmon diffus des parois abdominales.
49	Maisonneuve.	1858	60	H.	Etranglement par bride fibreuse	Gastrotomie fosse iliaque droite.	Mort.	In Mém. de Besnier, 1859.	Opéré pendant l'agonie.
50	Depaul.	1859	21	H.	Etranglement de l'intestin grêle par une bride péritonéale.	Entérotomie de l'intestin grêle dans la fosse iliaque droite.	Mort le j. même	In Thèse de doct. de Mony, 1860, p. 40.	Péritonite antérieure à l'opération.
51	Chassaignac.	1859			Invagination de l'intestin grêle à travers la valvule iléo-cæcale	Entérotomie fosse iliaque droite.	Mort.	Union médicale, t. II, p. 25, 1859.	
52	Velpeau.]	1859	40	F.	Etranglement interne.	Entérotomie du cæcum fosse iliaque droite.	Guérison.	Thèse de Bouthet-Durivaux, 1857.	Rétablissem. du cours des matières.

Nos d'ordre.	OPÉRATEURS.	DATE de l'opérat.	AGE.	SEXE.	DIAGNOSTIC.	OPÉRATIONS.	RÉSULTATS.	BIBLIOGRAPHIE.	REMARQUES.
53	Lorquet.	1861	53	H.	Etranglement interne produit par un sac herniaire réduit.	Gastrotomie fosse iliaque droite. Débridement.	Guérison.	Gazette des hôpitaux, 1861, n° 15.	Guérison complète 1 mois après l'opération.
54		1861	40	H.	Etranglement interne.	Gastrotomie fosse iliaque.	Mort.	Statistique des hôpit. (Lariboisière).	
55	Nélaton.	1862	55	H.	Etranglement de l'intestin grêle par un diverticulum.	Entérotomie de l'intestin grêle fosse iliaque droite.	Mort 26 h. apr.	Gazette des hôpit., 1862.	Péritonite antérieure à l'opération.
56	Dolbeau.	1862	62	F.	Occlusion intestinale.	Entérotomie fosse iliaque droite.	Mort 24 h. apr.	Statistique des hôpit. (Maison de santé).	
57		1862	25	H.	Etranglement interne.	Entérotomie fosse iliaque gauche.	Mort 24 h. apr.	Statistique des hôpit. (Pitié)	
58	Paul Swann.	1868	50	H.	Cancer du rectum.	Entérotomie lombaire du côlon descendant.	Mort le 3e jour.	Gazette hebdom , 1867. The Lancet, 1866.	Mort par infection purulente due au cancer.
59		1862			Abcès de la fosse iliaque droite. Gangrène de l'intestin.	Entérotomie fosse iliaque droite.	Mort quelques inst. ap.	In Thèse doct. Henrot.	
60	Fourrier.	1863	52	H.	Etranglement interne.	Deux entérotomies fosse iliaque droite ; la première au-dessous de l'étranglement.	Mort 60 h. apr.	Gazette hebdom., déc. 1863.	Etat cholérique au moment de l'opération.
61	Putégnat (de Lunéville).	1866	35	F.	Etranglement interne datant de 6 semaines.	Entérotomie fosse iliaque droite.	Guérison.	Brochure sur l'occlusion intestinale, 1867.	Guérison complète 3 mois après.
62	Holmes.	1866	51	H.	Obstruction intestinale et fistule vésico-intestinale.	Entérotomie.	Guérison.	Medic. chirurgic. Transact., 1866, vol. XLIX.	
63	Dolbeau.	1866	57	H.	Cancer de l'S iliaque et du cæcum.	Entérotomie fosse iliaque droite.	Mort 36 h. apr.	Clinique chir. de Dolbeau, p. 80.	Péritonite opérée in extremis.
64	Dolbeau.	1865	49	H.	Occlusion de l'intestin grêle datant de 19 jours.	Entérotomie fosse iliaque droite.	Guérison.	Clinique chir. de Dolbeau.	
65	Parise.	1867	30	H.	Anse intestinale étranglée par un diverticulum.	Entérotomie fosse iliaque droite.	Mort.	Thèse de Patoir, 1869.	Péritonite avant l'opérat.
66	Laugier.	1867	43	H.	Cancer de la valvule iléo-cæcale.	Entérotomie fosse iliaque droite, sur l'intestin grêle.	Mort 9 h. après l'opérat.	Observation comuniquée par M. Delens.	Opéré fort tard.
67	Thomas (de Tours).	1869	40	H.	Etranglement interne datant de 3 ½ jours.	Entérotomie du cæcum fosse iliaque droite.	Guérison.	Union médic., 1869, n° 54.	
68	Demarquay.	1869	52	F.	Rétrécissement fibreux à l'union des côlons transverse et descendant.	Entérotomie du cæcum dans la fosse iliaque droite.	Mort 22 h. apr.	Inédite.	Etat cholérique avant l'opération.
69	Demarquay.	1869	54	F.	Rétrécissement du rectum.	Entérotomie de l'intestin grêle fosse iliaque droite.	Mort 24 h. apr.	Observat. communiquée par M. Blanquinque, interne du service.	Etat d'adynamie extrême.
70	Dubreuil.	1869	23	F.	Rétrécissement de l'extrémité supérieure du rectum.	Entérotomie fosse iliaque gauche.	Mort le lendem.	Id.	Id.
71	Tillaux.	1869	63	F.	Etranglement interne à travers le ligament large du côté droit.	Entérotomie fosse iliaque droite.	Mort 48 h. apr.	Bulletin de thérap., 15 avril 1870.	Id.
72	Lannelongue.	1870	59	H.	Cancer du rectum.	Entérotomie de la fosse iliaque droite sur l'intestin grêle.	Mort la nuit.	Observat. communiquée par M. J. Castiaux, interne du service.	Id.
73	Dolbeau.	1869	31	H.	Rétrécissement du côlon transverse.	Entérotomie du cæcum dans la fosse iliaque droite.	Guérison.	Observat. communiquée par M. Tribe, interne du service.	Succombe à la suite d'une variole grave 3 mois après l'opération.
74	Verneuil.	1870	66	F.	Cancer de l'S iliaque.	Entérotomie du côlon descendant, fosse iliaque gauche.	Mort le soir.	Observat. communiquée par M. Humbert, interne du service.	Etat cholérique avant l'opération.

CHAPITRE Iᵉʳ.

Avant d'examiner la valeur comparative des différents procédés opératoires employés dans les diverses variétés d'occlusion intestinale, nous allons résumer les résultats fournis par les 74 cas dont nous donnerons pour plusieurs une brève analyse; nous insisterons plus particulièrement sur les insuccès, afin de montrer que, dans la plupart, c'est moins l'opération que la maladie, l'état du sujet ou des complications indépendantes du procédé opératoire qui ont occasionné une terminaison fâcheuse.

Nous étudierons donc successivement ces observations au point de vue de l'âge des malades et de leur sexe, au point de vue du siége, de la nature de l'obstacle et de la possibilité de son diagnostic, puis nous entrerons dans des considérations sur l'opération, c'est-à-dire sur l'époque à laquelle elle a été faite relativement aux premiers débuts de la maladie et au début des accidents confirmés de l'étranglement (constipation opiniâtre, rebelle à toute médication, hoquet, vomissements bilieux ou fécaloïdes).

Nous tiendrons un très-grand compte de l'état actuel du malade au moment de l'opération, surtout pour les cas d'insuccès, notant autant que possible l'état du pouls, de la température, des forces et des différentes fonctions. Nous passerons en revue les différents procédés opératoires, les difficultés qui ont été rencontrées dans certains cas, la durée de l'opération, la manière dont elle a été supportée par le malade, les effets immédiats, les effets consécutifs; c'est-à-dire le mécanisme de la mort en cas d'insuccès, la marche de l'anus artificiel, et le mode de rétablissement du cours des matières fécales dans les cas de guérison. De telles considérations nous permettront de mettre sous les yeux les conditions qui ont présidé aux résultats heureux ou malheureux et d'entrer alors plus facilement dans l'étude de l'intervention chirurgicale dans des cas analogues.

Art. Ier

De l'âge des sujets opérés.

Nos tableaux nous fournissent les données suivantes sur l'âge, abstraction faite du résultat. 2 cas au-dessous de 20 ans, 12 cas au-dessous de 30 ans, 10 cas au-dessous de 40 ans, 16 cas au-dessous de 50 ans, 17 cas au-dessous de 60 ans, 14 cas au-dessous de 70 ans, 3 cas où l'âge n'est pas indiqué.

Au point de vue des résultats, nous trouvons les 37 cas de mort ainsi répartis, quant à l'âge du sujet : 1 cas au-dessous de 20 ans, enfant de 14 ans ; 6 cas au-dessous de 30 ans; 3 cas au-dessous de 40 ans; 6 cas au-dessus de 50 ans; 12 cas au-dessous de 60 ans; 8 cas au-dessous de 70 ans; 2 cas non-indiqués ; voici par opposition les 35 cas de guérison classés au même point de vue : 1 cas au-dessous de 20 ans : enfant de 16 ans; 6 cas au-dessous de 30 ans; 7 cas au-dessous de 40 ans; 10 cas au-dessous de 50 ans; 5 cas au-dessous de 60 ans; 6 cas au-dessous de 70 ans, 1 cas où l'âge n'est pas indiqué.

Nous ferons dès à présent remarquer que la série la plus grande des cas heureux est de 30 à 50 ans, et que les cas d'insuccès se rencontrent de 40 à 50 ans; de pareilles données ainsi réduites ne pourraient être d'aucune utilité en statistique, si nous ne prenions soin de les interpréter dans leurs rapports avec les autres conditions des sujets; nous y reviendrons dans les autres articles.

Art. II.

Du sexe des opérés.

Nous trouvons 43 hommes, 29 femmes, et 2 cas sans indication de sexe. Considérés dans leur rapport avec la fin de l'opération, ils peuvent se répartir ainsi :

22 hommes, 14 femmes pour les cas de mort, 21 hommes, 15 femmes pour les cas de guérison, ce qui suffit déjà pour nous montrer que les considérations tirées du sexe des malades sont de très-peu de valeur pour juger des résultats de l'opération, et qu'ils doivent céder le pas à l'examen de l'âge des opérés.

Examiné dans ses rapports avec l'âge de l'individu, le sexe ne nous a fourni que des chiffres arides à reproduire et sans utilité aucune pour le sujet qui nous occupe. Nous ferons remarquer seulement que dans les 12 cas d'insuccès constatés entre 50 et 60 ans, il se trouve 11 malades hommes et une seule femme; nous ne trouvons rien d'analogue dans la série correspondante des guérisons.

Art. III.

Du siége de l'obstacle.

Le siége se trouve indiqué dans 68 cas sur 72.

15 fois l'obstacle a siégé sur		le rectum
12	— —	l'S iliaque,
2	— —	le côlon descendant,
3	— —	le côlon transverse,
2	— —	le cæcum,
2	— —	le gros intestin,
24	— —	l'intestin grêle.

En d'autres termes, le siége de l'obstacle sur le gros intestin a été par rapport à l'intestin grêle, comme 4 est à 3.

Quant au siége sur l'intestin grêle, s'il n'a pas été nettement spécifié dans la plupart des observations, toujours est-il que pas une ne fait mention du duodénum comme siége, deux notent le jéjunum étranglé, et toutes les autres font remarquer que l'obstacle, quelle que soit sa nature, porte sur l'iléon et presque constamment sur la fin de l'iléon.

Si les considérations tirées de l'âge et du sexe n'exercent que peu d'importance pour les appréciations que l'on peut porter sur l'opération, il n'en est pas de même de l'étude du siége qui permet déjà de réfuter une objection souvent répétée, que l'obstacle siégeant trop près de l'estomac, on doit craindre, avec l'entérotomie, d'être obligé de réduire le cours des matières à une trop petite étendue d'intestin à parcourir, d'où résulteraient des troubles graves dans l'absorption des matériaux nutritifs, et, par suite, dans la nutrition. Nous n'insistons pas davantage sur cette objection, nous réservant d'y revenir plus tard, mais il est facile de voir, dès maintenant, qu'elle tombe devant ce fait, que l'étranglement siége presque constamment sur la fin de l'iléon, et qu'il n'est que deux cas où l'obstacle a été noté comme siégeant sur le jéjunum.

Nous insisterons plus loin sur les obstacles du gros intestin à propos du siége des entérotomies pratiquées, nous réservant de démontrer que les résultats avantageux, au premier abord de certains procédés, dépendent surtout de la nature et du siége de l'obstacle ; c'est ce que nous verrons plus particulièrement à propos de l'entérotomie lombaire. Nous pouvons cependant noter ici, qu'envisagées dans leurs rapports avec les succès et les insuccès, les observations où le siége de l'obstacle est noté, se décomposent ainsi qu'il suit : 21 insuccès dans les étranglements du gros intestin pour 20 succès ; 16 insuccès dans les étranglements de l'intestin grêle pour 14 succès sur le même intestin. Cependant les succès sont plus nombreux que les insuccès quand il s'agit d'obstacles situés sur le rec-

tum. Comme conclusion générale, nous pouvons dire
que dans les cas dont il s'agit, le siége de l'obstacle
n'exerce pas d'influence bien décisive sur l'issue de l'opération, puisqu'il y a égalité dans les deux genres de résultats.

Art. 4,

De la nature de l'obstacle.

38 lésions chroniques des gros intestins, aucune sur l'intestin grêle; 35 étranglements dont 4 seulement portent
sur le gros intestin, tels sont les premiers résultats. Les lésions chroniques consistent en 21 lésions malignes (cancer,
squirrhe, tumeur colloïde, encéphaloïde, etc.), et 17 lésions
de rétrécissements inflammatoires, fibreux, fibro-cartila-
gineux.

Les étranglements de l'intestin, au nombre de 30, comprennent 12 étranglements non spécifiés, 5 étranglements
par le collet d'un sac herniaire, 3 invaginations dont 1 portant sur l'intestin grêle entraîné par le poids d'un polype
de l'iléon à travers la valvule iléo-cæcale, 2 étranglements
par nœud, 2 par brides, 3 à travers des ouvertures normales ou anormales du péritoine, dont 1 cas d'étranglement
à travers le ligament large. Les 4 cas d'étranglement du
gros intestin comprennent 1 cas d'étranglement du côlon
transverse par torsion sur son axe, 3 cas d'étranglement
de l'S iliaque, dans l'un par invagination de l'S iliaque
dans le côlon descendant, dans le deuxième par torsion,
dans le troisième par étranglement par le pédicule d'un
ovaire kystique, pédicule qui était constitué par le ligament ovarien lui-même.

Si nous recherchons les rapports qui existent entre la
nature de ces différents obstacles et les résultats de l'opération, nous obtenons :

1° Pour les lésions du gros intestin : (*a*) lésions malignes,
11 insuccès, 10 succès; (*b*) rétrécissements fibreux ou inflam-

matoires, 5 insuccès et 12 succès; 2° pour les étranglements :
5 succès dans les étranglements consécutifs à la réduction ou
au débridement d'une hernie étranglée à travers les an-
neaux, pas d'insuccès; les autres genres d'étranglements
se partagent les résultats de manière à empêcher toute conclusion à leur égard.

De ce qui précède, il est permis de conclure : 1° qu'en
présence d'un rétrécissement, pourvu que ce rétrécissement ne soit pas de mauvaise nature, l'opération a beaucoup plus de chances pour réussir que pour entraîner des
conséquences regrettables; 2° que l'opération a toujours
réussi dans les étranglements internes consécutifs à une
hernie étranglée, que celle-ci ait été réduite ou débridée,
peu importe.

Art. 5.

De la possibilité de diagnostiquer le siége et la nature de l'obstacle.

Sous ce rapport, nous voyons que le résultat est complétement indépendant du diagnostic du siége. Ceci est
vrai, surtout pour l'entérotomie dans la fosse iliaque droite,
qui le plus souvent fut pratiquée alors qu'on avait dia-
gnostiqué étranglement, et même étranglement de l'intestin grêle d'après l'absence des signes propres à l'occlusion
du gros intestin, mais sans pouvoir préciser le point de
l'intestin grêle qui était obstrué. Il nous sera bientôt facile
de démontrer combien une telle précision de diagnostic
importe souvent peu, grâce à l'entérotomie, d'après le procédé de M. le professeur Nélaton. Il n'en est plus de même
si l'on veut avoir recours aux autres entérotomies, et
aussi à la gastrotomie, à moins qu'en pratiquant cette
dernière opération, on fasse une large ouverture au ventre, sur la ligne médiane, de manière à pouvoir plonger
la main dans l'excavation abdominale et aller lever l'étranglement.

Nous ferons remarquer ici combien, à part les observations concernant les occlusions des gros intestins, combien
sont peu détaillés les symptômes de l'étranglement; un
trop grand nombre se bornent à cette mention : le malade
présentait tous les signes d'un étranglement interne; cependant, pour nos observations, le diagnostic ne peut être
mis en doute, car dans toutes, la forme du ventre, le siége
de la douleur, les signes perçus par la palpation et la percussion, le toucher rectal, la nature, et la durée des vomissements ainsi que le degré de la constipation ont été
notés avec soin dans les observations chirurgicales. Cette
différence, dans les détails des observations, s'explique fa-
lement, si l'on songe combien ont dû être soucieux de leur
diagnostic les opérateurs qui ont pratiqué la gastrotomie
ou l'entérotomie pour des occlusions abdominales. Nous
n'avons pas, malgré toutes nos recherches, trouvé un seul
cas où l'on se soit décidé à opérer, et où il y avait erreur de
diagnostic ; et par erreur de diagnostic, nous n'entendons
pas dire qu'on a toujours trouvé l'étranglement diagnos-
tiqué, mais on en a toujours trouvé un, et c'est là l'important. Nous verrons, en examinant les objections à l'intervention chirurgicale en pareille matière, que les ennemis
de l'entérotomie et de la gastrotomie n'ont jamais manqué
de faire valoir les difficultés, voire même l'impossibilité
du diagnostic, ni même de rappeler les nombreuses mé-
prises qui ont eu lieu à propos d'étranglement interne,
tout cela pour rejeter toute opération en pareil cas. On a
parlé de la possibilité de tomber au-dessous de l'obstacle,
et par conséquent de faire une opération, non-seulement
dangereuse, mais encore inutile. Et d'abord, une telle manœuvre est-elle arrivée bien souvent? Dans nos recherches,
nous ne l'avons trouvée que deux fois, et dans ces deux
cas, l'opérateur en a été quitte pour fermer l'intestin par
une suture, et aller chercher une autre anse intestinale;
nous verrons plus loin qu'il existe des signes, et des signes
certains, qui ne permettent pas de confondre le gros intestin avec l'intestin grêle, et, d'ailleurs, il n'est pas fréquent

de rencontrer une dilatation d'une anse intestinale au-
dessous du rétrécissement, à moins de cas où il y a double
rétrécissement, ce qui arrive fort rarement, mais, d'ailleurs, nous y reviendrons plus à propos dans un autre
article.

Art. VI.

Des traitements subis antérieurement à l'opération.

Ce qui nous a en grande partie déterminé à ne pas publier les observations que nous avons réunies, c'est surtout
leur extrême longueur, et cette prolixité est due elle-même
à la longue et fastidieuse énumération des traitements
employés. Qu'il nous suffise de dire qu'on a plutôt péché
par l'excès dans la durée et la variété des médications
avant d'opérer ; que dans toutes, les drastiques, les bains
chauds ou froids, les douches ascendantes les plus variées,
les tentatives nombreuses pour inciser ou dilater les rétrécissements, ainsi que les lavements de tabac, l'emploi des
stupéfiants et opiacés les plus divers s'y trouvent narrés
tout au long. On comprend d'ailleurs aisément que ce n'est
guère pour le plaisir d'opérer qu'on s'est décidé à faire la
gastrotomie ou l'entérotomie, et que ces manœuvres n'ont
dû être employées qu'en désespoir de cause, c'est-à-dire
qu'alors que toute autre médication était restée infruc-
tueuse. C'est à ce propos qu'a été aussi faite bien souvent
cette objection : que, dans les cas où la guérison complète a
eu lieu après l'opération, celle-ci était inutile, attendu que
la nature seule aurait pu faire les frais du traitement et
amener la guérison. Certes, un pareil résultat, nous le verrons bientôt, a été constaté, les faits ne manquent pas pour
établir une guérison bien nette, surtout pour les invaginations, par les seules ressources de la nature ; mais, outre
que ces faits sont, pour la plupart d'entre eux du moins,
encore discutables au point de vue de l'étiologie et de l'exis-

~tence même de l'invagination, on n'a pas l'habitude en thérapeutique de compter beaucoup d'une manière générale sur la bonne direction imprimée par la nature à la marche des maladies, et pour le genre d'affections qui nous occupent, nous avons toutes raisons de croire que celui qui serait assez curieux de collectionner les faits d'invagination abandonnés à eux-mêmes, trouverait un bien petit nombre de guérisons relativement aux cas plus nombreux de terminaison fatale dans les mêmes conditions; telle est du moins l'impression qui nous est restée de la lecture des cas de ce genre que nous avons été obligé d'examiner pour la question qui nous intéresse. L'examen des différents traitements employés contre les obstructions avant l'opération nous autorise encore à repousser l'objection consistant à dire que, dans les cas où la guérison a eu lieu après l'opération, l'emploi de tel ou tel traitement qui n'a pas été employé, aurait réussi, en sorte que l'opération n'avait pas de raison d'être. On le voit, c'est encore une objection du même genre que la précédente, et il serait facile de batailler longtemps de cette façon sans élucider davantage la question; si d'ailleurs, avant d'opérer, il fallait se décider à faire passer son malade par toute la série des médicaments préconisés en pareils cas, on aurait de grandes chances pour opérer dans les plus mauvaises conditions, le malade, comme nous le verrons plus loin, se trouvant affaibli autant par la quantité des médicaments employés que par les progrès de la maladie qui n'en marche pas moins vite pour cela. Insister davantage serait nous exposer ici à des arguments qui trouveront place plus convenable dans notre dernier chapitre.

Art. VII.

Epoque de l'opération.

Nous allons examiner l'époque de l'opération relativement au début de la malade et en particulier relativement au début des accidents confirmés de l'étranglement.

Ici les renseignements fournis par les observations n'ont pas toujours été bien précis ; cependant l'époque des dernières selles, des premiers vomissements verdâtres ou fécaloïdes, des premières douleurs abdominales, c'est-à-dire les signes principaux de l'étranglement étant consignés, nous avons pu de leur lecture déduire les conclusions suivantes :

C'est surtout du vingtième au trentième jour qu'ont eu lieu les opérations, en considérant comme début de la maladie l'époque de la disparition de la dernière selle et l'apparition des vomissements.

Sur les 38 cas de mort, 12 fois l'opération a été pratiquée entre le huitième et le quinzième jour, 26 fois du vingtième au trentième. Ici apparaît une cause qui permet d'expliquer jusqu'à un certain point la différence dans les résultats ; car les 36 guérisons nous prouvent que 16 fois l'opération fut pratiquée entre le cinquième et le quinzième jour, c'est-à-dire de bonne heure, et 20 fois au-delà du vingtième ; ces seuls chiffres suffisent déjà pour indiquer qu'une des principales conditions de succès dépend de l'époque à laquelle on opère. Cela se comprend facilement si l'on tient compte de l'épuisement du sujet et de l'aggravation de la maladie qui se font au fur et à mesure que l'on tarde trop longtemps.

Nous aurions voulu préciser l'époque de l'opération relativement au début des vomissements fécaloïdes, malheureusement les observations sont loin d'être explicites à ce sujet et les données statistiques qu'elles pourraient fournir peuvent être considérées comme peu importantes, sinon très-douteuses. Le hoquet, l'émission des gaz par l'anus, le début de la cyanose, de la crispation des traits du visage, de l'empâtement de l'abdomen, du frisson prodromique d'une inflammation de la séreuse sont également trop mal indiqués pour pouvoir entrer en ligne de compte.

Art. VIII.

De la nature de l'opération.

Trois opérations ont été pratiquées dans le but de remédier aux occlusions de l'intestin. Ce sont :

La gastrotomie, l'entérotomie, la paracentèse. La paracentèse nous occupera peu, attendu que nous n'avons pu trouver qu'une seule observation où le trocart employé était assez volumineux pour que l'opération pût porter le nom de paracentèse plutôt que celui de simple ponction, comme cela se pratique depuis longtemps dans les différents cas de tympanisme abdominal.

Dans cette observation la paracentèse fut pratiquée sur le cæcum ; on laissa la canule à demeure, et il se forma un anus artificiel, qui graduellement dilaté finit par livrer passage au doigt indicateur ; le malade guérit ; nous reviendrons sur cette observation.

Les 73 cas qui restent se partagent en 9 gastrotomies et 64 entérotomies ; sur les 9 gastrotomies, nous avons 5 insuccès, 4 succès ; sur les 64 entérotomies 31 succès, 33 insuccès.

Dans les opérations de gastrotomie indiquées, il y a trois temps à considérer : le premier temps qui consiste à ouvrir le ventre, le deuxième à rechercher l'obstacle, le troisième à lever l'étranglement. Nous avons réuni trop peu de cas pour apprécier à leur juste valeur l'importance relative de chacun de ces trois temps ; toujours est-il que, de côté et d'autre, nous trouvons des morts et des guérisons en même proportion.

Parmi les entérotomies pratiquées, nous trouvons une observation que M. Chassaignac a publiée dans son *Traité des opérations chirurgicales,* dans le but, dit-il, de prouver le peu de valeur de cette opération dans les étranglements internes. A ne tenir compte que du résultat final de l'opération, on serait tenté de se ranger du côté de cet observateur, mais l'analyse de l'observation nous a permis de saisir quelques détails qui peuvent expliquer la mort d'une façon plus claire que ne l'indique M. Chassaignac; je veux parler de son procédé opératoire; il a, dans ce cas, pratiqué l'entérotomie de l'intestin neuf heures après avoir fait la gastrotomie. Certes l'intention qui le faisait différer la seconde opération était louable, puisqu'il voulait, avant d'ouvrir l'intestin, permettre le développement de quelques adhérences péritonéales capables de s'opposer à l'irruption de matières fécales dans la cavité splanchnique; mais pour un danger qu'il voulait éviter et qui d'ailleurs a été noté bien rarement, à combien de périls ne s'exposait-il pas en agissant ainsi : la perte de temps, la durée plus grande de l'intoxication du malade par une longue rétention de matières excrémentitielles, l'exposition prolongée d'une anse d'intestin à l'orifice de la plaie, ainsi que le prouvent la coloration brun noirâtre de la portion d'intestin ainsi exposé, enfin la plus grande facilité dans la production de la péritonite pour la même raison, toutes ces considérations doivent, non pas faire rejeter l'opération, comme le veut l'opérateur, mais bien le procédé opératoire, ce qui est tout différent. Avant d'examiner les difficultés de l'opération, voyons sur quel point de la paroi abdominale et du tube digestif ont été établies les incisions.

Art. IX.

Du siége de l'opération.

La paracentèse faite par Henri Cooper a été pratiquée au niveau de la fosse iliaque droite un succès: trois gastrotomies pratiquées sur la ligne blanche entre l'ombilic et le pubis, une autre péri-ombilicale qui, commençant au-dessus de l'ombilic, se terminait au-dessous en le contournant, ont été suivies de mort; il est vrai que la mort trouve une toute autre explication que l'opération ; trois fois la fosse iliaque droite fut ouverte dans la gastrotomie ; dans un de ces cas l'opérateur fit l'incision plus en dedans, une incision verticale portant à travers les fibres du grand droit de l'abdomen : insuccès ; une autre fois, l'opération fut bornée à la gastrotomie, le malade ayant succombé avant que l'on eût pu terminer l'opération par l'incision de l'intestin ; une seule fois la gastrotomie fut pratiquée dans la fosse iliaque gauche, elle fut suivie de guérison ; les 4 cas de guérison constatée à la suite de gastrotomie portent tous les quatre sur un étranglement causé par le collet d'un ancien sac herniaire réduit ; dans plusieurs observations d'entérotomie, nous avons noté que l'opérateur avait commencé comme pour la gastrotomie, mais que tantôt l'impossibilité de trouver l'obstacle ou de lever l'étranglement, tantôt l'état d'altération avancée que présentaient les parois de l'intestin étranglé avaient fait que l'opérateur s'était vu contraint de réséquer une portion de l'intestin et de pratiquer un anus artificiel, sous peine de s'exposer à une perforation intestinale imminente et à l'irruption de matières fécales dans la séreuse péritonéale.

Les entérotomies on été pratiquées 37 fois dans la fosse iliaque droite : 24 insuccès 13 succès ; 8 fois dans la fosse iliaque gauche : 5 insuccès, 3 succès ; 14 fois dans les régions lombaires fois à gauche, 4 fois à droite, les entérotomies lombaires donnent 3 morts pour 11 guérisons ; dont 9 succès à la région lombaire gauche pour un insuccès au même niveau.

Si l'on acceptait les résultats de la statistique tels quels, sans prendre soin de les raisonner un peu, on pourrait conclure de suite que la région lombaire, et en particulier la région lombaire gauche, devrait être considérée comme le lieu d'élection pour l'entérotomie ; en effet les chiffres sont là pour indiquer que le procédé qui compte relativement le plus de succès est le procédé d'Amussat ; mais l'étude des succès dans cette méthode nous a permis de nous mettre en garde contre plusieurs causes d'erreur et a fini par

nous convaincre que, si les résultats sont tels, ils sont dus
moins au procédé opératoire et au siége de l'opération qu'à
la réunion de toutes les autres conditions de succès que
présentaient ces malades au moment d'être operés : l'état
des forces, l'absence de péritonite, l'absence d'intoxication
par rétention des matières fécales, et le peu de temps perdu
avant d'opérer, ce qui s'explique par cela même que le
diagnostic plus facile du siége et de la nature avaient guidé
sûrement, sans tâtonnement, dans le traitement médical
dont on avait promptement vu l'insuffisance. De plus,
comme nous le prouverons plus loin, les malades qui ont
succombé après l'opération sont morts par des causes, au
nombre desquelles l'opération doit être rangée en dernière
ligne ; ils meurent par les progrès de la maladie ou des
complications antérieures à l'opération, etc. ; dans quels cas
a-t-on fait l'entérotomie lombaire ? toujours à propos de
rétrécissement, les uns fibreux à état stationnaire, les autres malins, mais dont la marche plus ou moins lente permet d'expliquer le nombre des guérisons temporaires du
moins ; enfin, et c'est là ce qu'il importe de noter, on a toujours pu opérer par ce procédé, alors qu'aucune complication n'était venue imprimer une nouvelle aggravation à la
maladie préexistante.

Si de telles raisons nous empêchent de nous prendre
d'enthousiasme pour l'entérotomie lombaire, elles peuvent
être aussi facilement applicables à l'entérotomie dans la
fosse iliaque, mais en sens inverse. Le procédé de M. Nélaton ou de Littre, en effet, paraît, considéré dans ses résultats, n'être pas de nature à entraîner vers cette opération ;
mais que l'on considère les autres conditions que le procédé
et le siége de l'opération, que l'on tienne compte, comme nous
venons de le faire pour le procédé d'Amussat, de la gravité de
la maladie, de la période à laquelle on a opéré, des complications constatées pendant l'opération, et l'on verra que, pour
les insuccès, c'est l'opération, c'est le siége de l'opération,
que l'on doit accuser en dernier lieu.

Art. X.

De la portion d'intestin ouverte par l'entérotomie.

La connaissance du point de l'intestin ouvert, considérée indépendamment de toutes les autres données, n'introduit rien de nouveau dans les considérations que nous avons exposées jusqu'ici.

Sur 17 cas d'entérotomie de l'intestin grêle suivis de guérison, 8 fois le point ouvert n'est pas indiqué, 9 fois ce fut la fin de l'iléon. Les entérotomies du gros intestin sont : 4 entérotomies du cæcum, 2 du côlon descendant, 3 de l'S iliaque ; dans la série des insuccès, nous trouvons 7 cas où l'indication du point ouvert n'existe pas, 12 cas d'entéromie de la dernière partie d'el'iléon, 7 cas sur le cæcum, 1 cas sur le côlon ascendant, 2 cas sur le côlon lombaire gauche, 3 cas sur l'S iliaque.

Parmi ces chiffres nous retrouvons encore un contraste manifeste entre les résultats, contraste qui correspond à celui quenous avons montré à propos du siége de l'opération, et qui se lie intimement à ce dernier ; 11 fois l'entérotomie du côlon descendant a réussi, 2 fois elle a échoué ; nous avons précédemment expliqué ces résultats, leur valeur réelle ; nous n'y insisterons pas plus longtemps.

Ce qu'il était plus important de rechercher, c'était de voir combien de fois on s'était trompé dans le choix de l'anse intestinale ; à part deux cas, nous avons toujours vu l'incision porter sur la portion d'intestin que l'on avait prémédité d'ouvrir. Cependant il convient d'ajouter que plus d'une fois l'opérateur fut embarrasssé en présence de deux anses intestinales qu'aucun caractère bien net ne permettait de distinguer au point de vue de l'intestin qu'elles représentaient. Toutefois l'état de distension, la présence des bandelettes longitudinales, les bosselures, les appendices épiploïques, les diverticulums, la saillie des valvules conniventes ont permis, le plus souvent, de constater, avant de l'ouvrir, la nature de l'anse qui se présentait.

ART. XI.

Des difficultés de l'opération.

1º La douleur fut rarement une cause de difficulté dans l'opération; dans la plupart, le malade était tellement faible, que c'est à peine s'il a poussé quelques plaintes.

2º L'incision des parois abdominales, parfois trop grande, a facilité la sortie d'un énorme paquet d'intestin par les lèvres de la plaie. Il a fallu d'abord réduire ce paquet, puis procéder au choix de l'anse intestinale.

3º L'hémorrhagie des vaisseaux des parois abdominales ou de l'intestin n'a jamais été notée. Aussi conseillons-nous de ne pas imiter la prudence de Freer, qui, dans l'entérotomie du côlon descendant, recommande de diriger l'incision sur le côté gauche de l'intestin pour éviter la section des rameaux de la mésentérique.

4º Parfois l'opérateur fut embarrassé avant d'arriver sur le péritoine ou l'anse intestinale, et fit la suture préalable d'une membrane fibreuse, croyant avoir affaire aux tuniques de l'intestin. Une telle erreur, qui n'est due qu'à un excès de prudence, n'entraîne d'inconvénient qu'au point de vue de la durée de l'opération.

5º La présence continuelle de l'épiploon qui revient au niveau de la plaie chaque fois qu'on la réduit, a été notée par plusieurs observateurs. Fine l'attribue à une trop grande étendue de l'incision.

6º Des adhérences nombreuses et de date plus ou moins éloignée ont parfois empêché les anses intestinales de se présenter à la plaie, du moins celle que l'on voulait inciser : il fallut, dans ce cas, rompre ces adhérences pour obtenir le dégagement de l'intestin.

<table>
<tr><td>Charpentier.</td><td align="right">4</td></tr>
</table>

7° Des collections purulentes, résultats d'une péritonite concomitante, ont été ouvertes et masquaient, par leur présence, l'obstacle qui en était la cause primordiale. Dans un cas, l'opérateur tomba sur un vaste phlegmon de la fosse iliaque, tandis que le rétrécissement était de peu d'importance.

8° Dans un cas, l'anse mal fixée à la plaie rentra le lendemain dans la cavité abdominale, ce qui détermina un épanchement de matières fécales dans la cavité péritonéale. Dans deux cas, la mort du malade opéré, alors que l'agonie lui avait enlevé tout libre arbitre, vint interrompre l'opération commencée.

9° Enfin, dans deux cas, l'incision tomba sur une anse d'intestin qui était vide; on en fut quitte pour la suturer et aller à la recherche d'une anse plus propice.

Art. XII.

Effets immédiats de l'opération.

Dans presque toutes nos observations, quel que soit le résultat définitif, l'irruption subite des matières stercorales solides ou liquides qui viennent inonder le lit et les assistants, l'affaissement subit du ventre, une facilité plus grande dans la respiration, un soulagement immédiat dû à la cessation du météorisme et de la dyspnée; le plus souvent une sédation dans les douleurs, les hoquets et les vomissements, tels sont les phénomènes présentés par les malades après l'opération. Ces phénomènes ont été d'autant plus accentués que l'opération a été plus promptement suivie d'un heureux résultat, en sorte que leur apparition pourra être considérée comme un signe favorable, d'autant plus favorable que cette apparition se maintiendra plus longtemps.

Cependant, chez les opérés chez qui la mort a suivi de près l'opération, chez ceux dont la sensibilité était alors tellement épuisée, qu'ils ne se rendaient pas bien compte s'ils avaient ou non été opérés, le soulagement a été nul, cela se conçoit, malgré la sortie subite des matières stercorales.

La syncope, les lipothymies ont été rarement notées à la suite de ces opérations; il est vrai qu'on a toujours eu soin d'y mettre obstacle par l'administration des cordiaux les plus capables de réconforter de tels malades.

Art. XIII.

De la guérison des malades opérés.

Le nombre des guérisons est de 36 sur 74; 8 des malades, portés comme guéris, ont succombé trois semaines à un an et demi après leur guérison : 2 sont morts après trois semaines de guérison ou de tendance à la guérison ; 2 trois mois après, 2 du quatrième au cinquième mois, 2 autres le douzième et le quatorzième mois. Les causes de mort dans ces huit cas sont les suivantes :

N° 42. — Une péritonite suraiguë emporte le malade après une guérison qui s'était maintenue pendant vingt-trois jours.

N° 20. — Après deux mois pendant lesquels la santé et l'embonpoint étaient revenus, il fut pris, à la suite d'une indigestion, de symptômes de péritonite qui ne firent que s'accroître et finirent par emporter le malade.

N° 27. — Le sujet avait repris de l'embonpoint, ses digestions étaient bonnes, les matières sortaient moulées par l'anus artificiel. Une phthisie aiguë l'emporta le deuxième mois.

N° 44. — Cette malade venait de quitter l'hôpital; elle mourut peu de temps après; la cause de mort n'est pas rapportée.

N° 5. — La malade vécut cinq mois; à un moment on essaya de supprimer l'anus artificiel, mais les symptômes d'étranglement se montrèrent de nouveau et cessèrent dès qu'on eut rendu libre l'orifice artificiel. Elle succomba après une dégénérescence des foies et des reins.

N° 15. — « La malade succomba cinq mois après l'opération à une péritonite survenue consécutivement aux progrès de l'affection cancéreuse qui avait produit l'oblitération complète de la partie inférieure du canal intestinal. »

N° 19. — Une récidive de la tumeur emporte la malade un an après l'opération.

N° 33. — Au troisième mois, le malade s'était levé, l'embonpoint était revenu ; le onzième mois, des symptômes de péritonite chronique se montrèrent qui finirent par entraîner la mort du sujet.

Les 27 autres cas sont des guérisons confirmées à de longues distances. Les complications survenues avant la guérison définitive sont rares et se rapportent toutes soit à des érythèmes, érysipèles, phlegmons au pourtour de l'anus artificiel, soit à des gangrènes au même niveau, soit à des procidences de l'intestin, ou des rétractions trop précoces de l'anus artificiel, alors que le cours des matières n'était pas encore rétabli. Nous n'avons noté que trois fois la guérison, malgré la complication de péritonite ; nous verrons au contraire dans le chapitre suivant la fréquence de la péritonite dans les causes de mort.

Nous avons recherché ce qu'étaient devenus les anus artificiels des malades opérés ; nous n'avons trouvé que 4 cas où il est dit que la cicatrisation ne s'était pas faite, qu'on l'avait empêchée à cause de la persistance de l'étranglement, et 2 cas où le rétablissement du cours des matières ayant eu lieu, on avait procédé à l'entérotomie de l'anus contre nature. Les deux malades avaient guéri.

Nous n'avons trouvé noté que 8 fois le rétablissement du cours des matières et encore dans 3 cas qui se rapportent aux guérisons temporaires, il est dit « qu'un moment les fèces s'étaient écoulées par le podex avec un mélange de chair et de sang », ce qui semblerait indiquer plutôt un travail d'ulcération du côté de l'obstacle qui bientôt rétrécissait de nouveau l'intestin. Dans les cinq autres observations nous trouvons que le rétablissement du cours des matières a lieu une fois immédiatement après l'opération, une autre le lendemain, dans deux autres deux jours après, dans la cinquième, le sixième jour après l'opération.

Art. XIV.

De la mort après les opérations.

Ici nous abordons la partie la plus intéressante mais aussi la plus délicate du sujet; nous croyons que pour plus de clarté il vaut mieux examiner chaque cas en particulier, plutôt que de se borner à des considérations générales dont l'exposition serait d'ailleurs loin d'être nette.

N° 4. — Ce malade avait pris avant l'opération deux livres de mercure, administrées dans le but de chasser l'obstacle vers l'anus et ne les avait pas rendues. Après une apparence de guérison que l'opérateur n'osait espérer, à cause de l'absence de ce mercure dans les selles, le malade fut pris de péritonite le quatorzième jour et succomba le vingt-troisième. A l'autopsie on trouva des fusées purulentes avec une péritonite généralisée et des taches gangréneuses sur le jéjunum très-dilaté par le mercure, qui en avait repoussé les parois en formant un cul-de-sac. Il est présumable que lorsque les intestins qui, à cause de leur grande dilatation, avaient perdu une partie de leur action, se furent vidés des matières stercorales, le mouvement péristaltique ne put être assez puissant pour chasser le mercure; alors survint un mouvement inverse et rétrograde qui fut annoncé par les nausées et les coliques que le malade éprouva vers le vingtième jour; ajoutons le tiraillement produit sur les intestins et le mésentère par cette masse qui pesait deux livres, on ne sera pas surpris de l'inflammation gangréneuse qui a produit la mort du malade.

N° 6. — Le 29 juillet étaient nettement constatés les symptômes de péritonite chez le sujet de cette observation ; c'est le 2 août que l'on ouvre le ventre sur la ligne blanche pour lever l'étranglement ; des adhérences nombreuses empêchent d'apparaître à la plaie les anses intestinales pelotonnées, et l'obstacle est pas trouvé, masqué qu'il est par deux collections purulentes qui sont ouvertes par l'opérateur, cela fait, on ferme la plaie. L'autopsie prouva, en montrant l'étranglement par une bride épiploïque qui aurait pu être sectionnée, qu'on avait eu raison d'opérer ; les lésions constatées pendant l'opération avaient prouvé que l'on avait eu tort de tarder aussi longtemps.

N° 7. — Amussat, en commentant cette observation dans son mémoire, semble porté à attribuer la mort du malade à l'opération. Mais il ne faut pas oublier que tout auteur qui préconise un procédé ne peut excuser facilement les insuccès par les méthodes autres que la sienne. En relisant l'observation de Freer, nous trouvâmes que la veille de l'opération, « la nuit avait été très-agitée, les vomissements avaient redoublé, les douleurs du ventre s'étaient généralisées ; or, ne sont-ce pas là les symptômes d'une péritonite, et en rappelant que deux jours avant l'apparition de ces symptômes on avait essayé de rompre l'obstacle qui siégeait sur l'extrémité supérieure du rectum à l'aide d'incisions multiples et pratiquées un peu au hasard, n'est-il pas permis d'attribuer à ces tentatives malheureuses le début de la péritonite que l'opération n'aurait pu qu'aggraver. D'ailleurs l'autopsie, qui n'a pas été faite, ne peut lever tous les doutes à cet égard.

N° 11. — Ici l'opération pratiquée par M. Monod, est faite douze jours après la première apparition des vomissements fécaloïdes ; de plus, le lendemain de l'opération, un fil de la suture se détache, l'intestin ouvert rentre dans la cavité abdominale et quelque promptitude qu'on eût mise à le fixer de nouveau aux lèvres de la plaie, des symptômes de péritonite qu'il est présumable de rattacher à un petit épanchement de matières stercorales se déclarent et emportent le malade.

N° 12. — Cette observation n'a pas besoin d'être longuement commentée ; l'auteur qui la rapporte fait remarquer lui-même qu'outre les signes de la cachexie cancéreuse, on avait constaté tous les signes d'une péritonite avant l'opération.

N° 14. — La malade a succombé le sixième jour, sans présenter de signes de péritonite. A l'autopsie on constate : « qu'il n'existait aucune trace de péritonite et que l'affection cancéreuse du rectum ulcéré était ramollie par un travail inflammatoire qui probablement de proche en proche avait envahi la membrane muqueuse des intestins grêles. »

N° 17. — La description seule de l'état de la malade avant l'opération suffit pour expliquer les résultats de l'opération : « abdomen énormément distendu, gêne de la respiration par suite de cette distension, vomissements presque continuels de matières fécales, pouls petit et très-faible, teinte livide, bleuâtre de la face, de l'extrémité des doigts et des orteils, face grippée, prostration des forces. A l'autopsie, pas de péritonite ; l'obstruction était complète depuis trente jours.

N° 18. — On serait tenté d'attribuer à l'opération pratiquée par M. Tierry ce qui est le fait de la maladie et du traitement antérieurs. La péritonite qui se développa si rapidement à la suite de l'opération, qui peut-être avait déjà précédé celle-ci, ainsi que le témoigne le facies grippé, les vomissements verts du malade, s'explique par deux circonstances indépendantes de l'opération : la première, comme pour le n° 4, est la présence dans le tube intestinal d'une grande quantité de mercure qui pesait sur les circonvolutions qu'il avait converties en des espèces de poches. La seconde est l'existence d'un grand nombre de pertuis à travers lesquels les humidités stercorales ont filtré dans le péritoine dont elles ont dû ainsi favoriser la phlogose.

N° 22. — Ce fait, malgré son insuccès apparent, ne prouve rien contre l'opération et prouve même que le sujet eût été sauvé, et ne pouvait être sauvé que par elle, si, au lieu de perdre du temps à hésiter, on l'avait pratiquée avant l'invasion de la péritonite.

N° 23. — Le malade a succombé neuf heures après l'opération, ce qui semble déjà indiquer que la péritonite, si elle existait, fut étrangère à l'opération ; d'ailleurs la longueur de l'opération, qui fut difficile et dura une heure, explique outre l'état du malade qui motivait ces manœuvres, l'état de collapsus et le délire dans lequel il tomba une heure après l'opération. A l'autopsie on ne trouva ni péritonite, ni perforation intestinale ; de plus on constata que le cours des matières avait été complétement rétabli par suite des tractions douces qu'avaient exercées MM. Hilton et Golding-Bird.

N° 26. — Le malade pendant sept jours semblait aller mieux, il avait pu manger, reprendre des forces et du courage ; mais il fut pris deux jours de suite d'accès de fièvre d'une heure et demie, et quoique la plaie ne fût pas devenue plus douloureuse et qu'il n'y eût pas d'indice de péritonite, il succomba le neuvième jour. Pas d'autopsie. A moins de voir ici des accidents analogues à ceux qui ont été cités à la suite de l'uréthrotomie, il est bien difficile de voir une influence de l'opération sur la fin de ce malade qui en tous cas avait été complétement soulagé pendant 7 jours.

N° 31. — Cette observation rapportée par M. Savopoulo est trop concise pour permettre de rechercher la cause de mort, à moins d'admettre, comme il le dit, que celle-ci soit due à l'apparition de nouveaux symptômes d'étranglement survenus après six jours de guérison. L'autopsie d'ailleurs ne put être faite.

N° 37. — L'opération a été faite alors que « l'état d'épuisement dans lequel était le malade âgé de 14 ans ne permettait plus d'espérer un succès. » Aucun symptôme de péritonite n'est indiqué comme étant survenu après l'opération. L'autopsie n'a pas été faite ; tout autant de raisons qui permettent de rejeter cette observation comme concluant contre l'opération qui d'ailleurs avait permis de

lever l'obstacle consistant dans un étranglement du jéjunum
à travers une ouverture anormale du mésentère.

N° 40. — La prostration dans laquelle était tombée le
malade avant l'opération était telle que les hoquets seuls
persistaient ; les vomissements qui avaient été porracés
avaient complétement cessé. L'opération fut exécutée d'une
manière brillante et rapide ; mais la péritonite continua et
détermina la mort le deuxième jour.

N° 41. — Nous avons déjà attiré l'attention sur cette observation, en démontrant l'inconvénient qu'il y avait à pratiquer la gastro-entérotomie en deux temps, surtout à plusieurs heures d'intervalle ; la mort qui a eu lieu 9 heures
après ne peut prouver rien contre l'inutilité de l'opération
qui aurait plus eu de chance de succès si on ne l'avait pas
pratiquée alors que l'étranglement datait de deux mois.

N° 43. — Trousseau qui rapporte ce fait dans une clini-
que faite en 1857, ajoutait que l'opération fut faite par
M. Jobert (reluctante animo) qui ne l'exécuta que sur des
instances pressantes. La péritonite fut en effet constatée
aussitôt la gastrotomie faite.

N° 45. — Depuis deux jours le pouls était à 140, les vomissements stercoraux avaient cessé, il y avait un affaissement général ; le jour de l'opération, le facies était altéré
au plus haut degré, la somnolence presque continue ; rémis-
sion presque complète des douleurs abdominales ; des
fausses membranes développées à la surface de la séreuse ont
été constatées par l'opérateur.

N° 47. — Cette observation est très-incomplète, publiée
sans le nom de l'auteur. Les rédacteurs de l'article dans
lequel se trouve ce fait, attribuent la mort, qui eut lieu le
huitième jour, aux progrès de la cachexie cancéreuse.

N° 48. — M. Richard, en rendant compte à la Société de
médecine du résultat de son opération, dit que sa malade a
succombé le neuvième jour à la suite d'un phlegmon des
parois abdominales ayant la plaie pour point de départ.
Nous ferons remarquer que c'est le seul cas où la mort re-
connaisse une pareille cause après l'entérotomie.

N° 49. — Cette observation ne peut rien prouver contre l'opération qui fut pratiquée quand,«par le progrès de l'agonie, le malade n'eut plus son libre arbitre. »

N° 50. — Dans ce cas, on voit presque tous les signes de péritonite réunis avant l'opération : il y a de la matité, de l'empâtement qui résiste sous le doigt, une sensation vague defluctuation. On opère ; les anses intestinales sont adhérentes, poisseuses ; elle ont perdu le poli de leur surface, l'opéré n'a rien ressenti pendant l'opération ; il se sent à peine soulagé. Il meurt le jour même à six heures du soir.

N° 51. — Cette observation est trop insuffisante de détails pour être admise à conclure contre l'entérotomie. La mort eut lieu très-rapidement après l'opération. L'autopsie a démontré une péritonite purulente et une perforation du cæcum ; certes la péritonite est subordonnée à la perforation, mais de quelle date est cette dernière ; est-elle antérieure, postérieure à l'opération? celle-ci même y est-elle ou non étrangère? tout ceci reste à établir.

N° 54, 56, 57. — Ces faits ont été relevés d'après les tableaux de statistique de l'administration de l'Assistance publique ; la mort y est simplement constatée sans autres renseignements.

N° 55. — Au moment de l'opération, le ventre était à peine douloureux, le météorisme énorme, la face profondément altérée, la voix éteinte comme à la période algide du choléra, la mort eut lieu le lendemain, sans signes de péritonite. L'autopsie montrait un étranglement de la fin de l'intestin grêle entre le rebord osseux du détroit supérieur et un diverticulum dont l'extrémité libre venait en adhérant à la paroi abdominale compléter le cercle du lien constricteur; elle enseignait en outre qu'il n'y avait pas de trace de péritonite, que la mort ne pouvait être imputée à celle-ci, et que l'opération, bien pratiquée, n'avait été pour rien dans ce résultat funeste.

N° 58. — Cette observation est la seule où il soit fait mention d'infection purulente consécutive à la création de l'anus artificiel et encore l'auteur l'attribue-t-il au cancer du rectum, par suite de l'ulcération de ce dernier ; nous sommes d'autant plus porté à être de son avis, que l'autopsie qui a révélé des abcès dans le foie et autres viscères n'en a pas fait constater dans la séreuse péritonéale.

N° 59. — Le malade qui fait le sujet de l'observation meurt peu d'instants après l'opération, qui par conséquent ne peut être la cause de sa mort.

N° 60. — Voici ce que dit l'auteur lui-même en terminant son exposé : « Quant à la mort, elle ne saurait être attribuée à l'opération, le malade n'avait été opéré, comme cela se voit trop souvent, que lorsqu'il était malheureusement arrivé à cet état d'accablement dont il est rare de sortir, qu'il s'agisse d'étranglement interne ou externe. »

N° 63. — Une péritonite généralisée fut constatée à l'autopsie, mais les symptômes que présentent le malade avant l'opération qui eut lieu *in extremis*, le peu de soulagement éprouvé à la suite de l'opération, l'écoulement difficile des matières stercorales par suite de la paralysie de l'intestin, ce qui arrive quelquefois lorsqu'on opère un individu que les forces abandonnent, ces différentes raisons rendent compte de l'issue fatale de l'opération.

N° 65. — L'opération fut faite, malgré le peu d'espoir que laissaient les symptômes suivants : altération extrême des traits du visage, voix éteinte, ventre sensible partout à la pression, épanchement abdominal qui indique un commencement de péritonite. Celle-ci emporta en effet le malade deux jours après l'opération qui ne lui a procuré aucun soulagement.

N° 71. — Faciès abdominal très-accusé, anxiété respiratoire, voix presque éteinte, rappelant la voix des cholériques, un peu de cyanose des extrémités, douleurs abdominales généralisées s'exaspérant légèrement par la pression ; cet énoncé de symptômes constatés la veille de l'opération suffit pour expliquer et le résultat fatal, et la présence de pus dans le petit bassin.

Nous n'examinons pas les causes des morts chez les malades qui font le sujet des autres observations que nous publions *in extenso* avec les réflexions sur les particularités qu'elles présentent.

De la lecture de ce qui précède, on peut conclure que les malades opérés sont morts, un de phlegmon des parois abdominales, un autre d'infection purulente, un troisième de fièvre pernicieuse ; les 34 autres ont succombé, soit en présentant un ensemble de phénomènes tout à fait analogues à ceux que présentent les cholériques. Y a-t-il chez ces malades une intoxication par suite de la rétention prolongée des matières fécales ? Peut-on comparer cette intoxication à celle des cholériques, ou bien à celle qui succède à la retention d'urine ; quelques-uns succombent-ils à une forme particulière d'urémie, ou bien l'entérotomie développerait-elle chez certains des accidents analogues à ceux qui succèdent aux manœuvres uréthrales ? Faut-il admettre un épuisement nerveux par suite du pincement continuel des ramifications nerveuses contenues dans l'épaisseur des tuniques de l'intestin ? Ce sont autant de questions qu'il eût été intéressant de résoudre, mais qu'il ne nous a pas été donné de pouvoir élucider.

Quelle que soit la façon dont ont succombé les opérés, nous avons vu que la mort était survenue dans les trois premiers jours ; si la cause de mort était inhérente à l'opération, il était rationnel de s'attendre au développement de nouveaux phénomènes inflammatoires, une fois l'opération exécutée ; or, nous avons vu que ce n'était pas ainsi que les choses se passaient.

Nous avons, dans cette première partie, essayé d'établir, en nous fondant uniquement sur les cas où les chirurgiens étaient intervenus, quelles étaient les conditions de succès et d'insuccès. Nous avons recherché quelles étaient les variétés d'oclusion qui avaient motivé l'intervention chirurgicale ; quels étaient leur siége, leur nature, et si le siége des opérations avait toujours été en rapport avec le siége de la lésion ; nous avons enfin essayé de démontrer que l'entérotomie ou la gastrotomie avaient eu d'autant plus de chances de réussite, qu'elles avaient été pratiquées à une période plus avancée de la maladie. Pour compléter les lacunes laissées forcément par le petit nombre d'observation sur lesquelles ont porté nos recherches (74 observations constituent en effet une collection fort minime eu égard à la multiplicité et aux variétés nombreuses des occlusions intestinales publiées dans les thèses, mémoires et feuilles périodiques.) Nous nous proposons, dans la seconde partie, de faire le dénombrement des étranglements publiés avec les détails des autopsies, afin d'établir quelles sont entre les variétés d'étranglement les plus fréquentes, quel est le maximum de fréquence du siége dans chaque variété, en insistant sur le rapport qu'affecte le siége de l'étranglement avec la paroi abdominale; enfin quelle est la durée moyenne de chacune de ces variétés et à quelle période apparaissent les complications mortelles de cette maladie, complications qui naturellement doivent contre-indiquer toute tentative chirurgicale.

Les travaux de MM. Besnier et Duchaussoy, en particulier le mémoire de ce dernier auteur, ainsi que les thèses inaugurales qui ont eu pour sujet l'étranglement interne, nous ont principalement servi pour les recherches qui suivent.

CHAPITRE. II.

CONSIDÉRATIONS SUR LES OBSERVATIONS D'ÉTRANGLEMENT QUE L'ON N'A PAS OPÉRÉ.

En parcourant les nombreux travaux publiés sur les étranglements internes, un premier fait nous frappe, consistant dans la multiplicité pour ne pas dire la confusion des variétés que présentaient ces occlusions. Ce chaos a dû également frapper chacun des auteurs qui ont écrit à ce sujet; ainsi peut-on s'expliquer comment chacun de ceux qui ont entrepris d'exposer pareille matière s'est cru obligé d'inventer une nouvelle classification à ce propos. Pour nous dont le but est, non de faire une description des formes d'étranglement intestinal, mais de rechercher dans l'étude de ces formes quelles sont les indications et contre-indications qui doivent guider le chirurgien appelé à intervenir, nous nous sommes laissé entraîner par la classification la plus simple d'autant qu'à la simplicité, elle joint l'avantage de permettre plus facilement l'exposé des déductions opératoires.

Les accidents que produit la rétention des matières fécoles, disait M. le professeur Dolbeau dans une de ses cliniques faites à ce sujet à l'Hôtel Dieu en 1866, sont produits tantôt par des obstructions intestinales formées elles-mêmes soit par la présence des matières fécales accumulées, soit par des corps étrangers; tantôt par les rétrécissements de l'intestin, déterminés eux-mêmes par des dégénérescences organiques de leurs différentes tuniques ou par la compression résultant de tumeurs du voisinage. Dans d'autres cas, on a affaire à des invaginations, c'est-à-dire à la pénétration d'une anse de l'intestin avec une partie de l'organe située ordinairement au-dessous de l'anse invaginée. Enfin on a observé de véritables étranglements internes qui peuvent être dus, soit à la torsion d'une anse intestinale, soit à des brides celluleuses, résultats de phlegmasies péritonéales anciennes, soit encore à des sacs herniaires rentrés dans l'abdomen, soit enfin à une hernie intra-abdominale formée elle-même par la pénétration d'une anse intestinale dans une ouverture normale ou accidentelle.

En résumé, les causes des occlusions intestinales peuvent résider : 1° Dans les parois de l'intestin modifiées dans leur texture (hypertrophie, polypes ou cancers,) ou non, mais alors invaginées, tordues sur leur anse, étranglées par les parois d'une autre anse intestinale ; 2° dans le contenu même de l'intestin, corps étrangers venus du dehors, calculs biliaires ou intestinaux, helminthes, matières fécules endurcies ; 3° en dehors de l'intestin, soit dans ses annexes : diverticules, appendice iléo-cæcal, brides épiploiques ou mésentériques normales ou accidentelles, soit dans les organes ou tissus voisins (tumeurs intra-abdominales, ouvertures anormales, hernies internes.)

Ces différentes causes ne se présentent pas toutes avec un emême fréquence, ainsi que le prouve le tableau suivant emprunté au mémoire de M. Duchaussoy, mémoire qui contient une analyse minutieuse et sagement raisonnée de plus de cinq cents cas d'étranglements interne et a été couronné par l'Académie de médecine en 1859.

Rétrécissements, 86 ; polypes, 14 ; invaginations, 135 ; étranglements de l'intestin par l'intestin, 21 ; corps étrangers venus du dehors, 14 ; calculs biliaires et intestinaux, 24 ; vers, 9 ; matières fécales endurcies, 15 ; étranglements de l'intestin par un diverticule, 21 ; étranglements par l'appendice iléo-cæcal, 16 ; étranglements par brides, adhérences anormales, accidentelles, 79 ; ouvertures anormales, hernies internes, 48 ; étranglements par les viscères abdonaux autres que l'intestin et ses annexes, 22.

Le degré de fréquence qu'indique ce tableau nous intéresse spécialement, puisque tous les cas qui en font le sujet ont eu la mort comme résultat définitif.

Nous allons, à propos de chacune de ces variétés, rechercher le maximum de fréquence du siége, par rapport à l'intestin et à la paroi abdominale, la durée de l'étranglement, la cause de la mort, en particulier la péritonite en notant, autant que faire se peut, l'époque du début de cette grave complication. Ce n'est qu'après cette étude, peut-être un peu aride, que nous pourrons chercher à établir les indications et contre-indications des traitements chirurgicaux, et en même temps réfuter les objections nombreuses qui leur ont été faites.

Art. Ier.

Etranglements internes produits par des rétrécissements.

Nous étudierons successivement : 1° les rétrécissements cancéreux ; 2° les rétrécissements dus à l'hypertrophie des tuniques ; 3° les rétrécissements cicatriciels et inflammatoires ; 4° les rétrécissements de nature inconnue.

§ 1er — *Rétrécissements cancéreux.*

Siége. — Sur un total de 23 cas, M. Duchaussoy n'a pas trouvé un seul exemple d'étranglement par rétrécissement cancéreux du petit intestin, ce qui ne veut pas dire que le cancer de l'intestin grêle n'a jamais été cité ; rétrécissement et étranglement sont deux faits connexes, mais cependant bien distincts. Voici le siége sur les différentes portions du gros intestin :

Rectum, 6 ; S iliaque, 3 ; côlon descendant, 3 ; côlon transverse et ascendant, 9 ; cæcum, 1.

Quant au siége de l'étranglement par rapport aux parois abdominales, il a été :

1 fois dans le petit bassin et à gauche ; 7 fois dans la région iliaque gauche et au-dessus ; 2 fois entre l'ombilic et l'épigastre ; 3 fois dans l'hypochondre droit ; 1 fois dans la fosse iliaque droite.

La péritonite a été signalée 15 fois comme cause de mort,

et 8 fois on a reconnu que cette péritonite était due à des perforations ou à de larges ruptures de l'intestin. Nous n'avons pas pu trouver de renseignements sur l'époque du début de la péritonite dans ces 8 cas.

Nous ferons remarquer la lenteur avec laquelle s'opère l'étranglement dans les rétrécissements cancéreux; on y remarque que la durée la plus courte a été de dix jours, elle s'explique par l'action lente et graduelle du cancer sur le calibre de l'intestin. C'est ordinairement plusieurs mois après le début de la maladie qu'apparaît l'étranglement; quant à la durée de ce dernier, voici les résultats : 3 fois moins de quinze jours; 6 fois entre quinze et trente jours; 2 fois deux mois; 1 fois trois mois; nous n'avons pas trouvé de rapport bien net entre la durée de l'étranglement et la durée antérieure de la maladie; cependant les 3 cas où l'étranglement a duré au moins deux mois sont ceux où la maladie avait duré au moins un an.

§ 2. — *Rétrécissement par hypertrophie des tuniques.*

Les lieux d'élection sont les mêmes que pour les rétrécissements cancéreux : rectum, 8 fois; S iliaque, 4 fois; côlon, 1 fois; fin de l'intestin grêle, 1 fois. Dans tous les cas, exepté deux, l'étranglement était situé dans le petit bassin, un peu à gauche, ou dans la moitié gauche de l'abdomen. Nous notons ici que ces rétrécissements ont, en général, peu de longueur, 1 ou 2 centimètres; nous en verrons plus loin l'importance au point de vue de leur thérapeutique. Sur 12 observations nous voyons 6 fois la mort causée par une péritonite. La durée de l'étranglement a varié entre dix et seize jours, la durée de la maladie plusieurs mois ou plusieurs années; aucun rapport entre ces deux durées.

§ 3. — *Rétrécissements cicatriciels ou inflammatoires.*

Sur 12, M. Duchaussoy note 4 retrécissements inflam-

matoires et 8 cicatriciels. Le siége est ainsi indiqué par le
même auteur : jéjunum et iléon, 1 ; fin de l'iléon, 5 ; valvule iléo-cæcale, 1 ; fin du côlon transverse, 1 ; côlon descendant, 4.

Ici nous remarquons que ces rétrécissements siégent
aussi fréquemment sur l'intestin grêle que sur le gros intestin ; il est vrai que c'est surtout la fin de l'iléon qui est
affectée. Dans presque tous ces cas, la longueur du rétrécissement était peu considérable, de quelques millimètres
seulement ; quelquefois même le rétrécissemeet était li-
néaire. 10 fois la péritonite est signalée, et 6 fois elle est
attribuée à des perforations: 5 fois la durée de l'étranglement a varié entre cinq et huit jours, 3 fois elle a été moindre, un, deux, trois jours; une fois elle a été de deux mois ;
nous ne trouvons aucun rapport avec la durée de la maladie. Nous remarquons que la durée de l'étranglement
paraît être moindre que dans les rétrécissements précédents.

Les rétrécissements de nature valvulaires sont fort
rares, surtout chez l'adulte ; il en est de même non pas
au point de vue de l'âge, des rétrécissements par collection
de liquides dans les tuniques intestinales.

Art. II.

ÉTRANGLEMENTS INTERNES PRODUITS PAR DES POLYPES.

Siége du polype. Le petit intestin a fourni 6 cas, dont
2 pour le jéjunum; il y en a 7 pour le gros intestin, dont
2 pour la moitié droite de l'arc.

Siége dans l'abdomen. 5 fois dans l'hypochondre ou la
région iliaque, 3 fois entre l'épigastre et le nombril, 3 fois
entre le nombril et l'épine iliaque antérieure et supérieure
du côté droit; deux fois entre le nombril et l'hypochondre
gauche. La région n'est pas indiquée dans un cas.

La péritonite est indiquée dans 6 observations. La durée
de l'étranglement a été 4 fois de huit à dix jours, 2 fois au-

dessus de dix-sept; la durée de la maladie a été fort variable et sans aucun rapport avec la durée de l'étranglement.

ART. III.

ÉTRANGLEMENTS PAR INVAGINATIONS.

Nous ferons d'abord remarquer que l'invagination ne produit pas nécessairement les accidents de l'étranglement, il se peut qu'elle ne les produise que longtemps après sa formation, qu'elle ne donne même pas lieu à un étranglement complet, bien que déterminant la mort; mais comparativement aux autres lésions, c'est une de celles qui produisent le plus grand nombre d'étranglements.

Une seconde remarque importante, c'est que l'invagination est proportionnellement plus commune dans les quatre premières années de la vie qu'à toutes les autres périodes, et que pour les adultes c'est surtout entre trente et cinquante ans qu'on la rencontre, bien que de quinze à trente la proportion soit déjà considérable; de plus, les statistiques de Haven, de MM. Duchaussoy et Baugrand, prouvent que la proportion des hommes est plus de trois fois égale à celle des femmes. De ces mêmes statistiques on peut tirer une autre combinaison intéressante, c'est que dans l'enfance la maladie fait très-souvent une explosion soudaine, pendant que chez les adultes il est, au contraire, beaucoup plus fréquent de la voir précédée de quelques troubles, se rattachant plus ou moins directement à la production de l'invagination. Nous examinerons successivement, pour plus de clarté, les cas dans lesquels la mort a eu lieu avant l'expulsion, enfin les cas où la mort n'a pas suivi l'expulsion.

§ 1. — *Cas de mort avant l'expulsion.*

Il importe peu à notre sujet, comme il est facile de le voir, d'examiner si l'invagination est ascendante ou descendante, complète, c'est-à-dire présente ce qu'on a appelé la gaîne et le boudin, ou incomplète, réduite au boudin seulement.

Sur 92 cas d'invaginations simples et descendantes, M. Duchaussoy a trouvé 36 cas d'invaginations du petit intestin seulement, 25 cas du gros intestin seulement, 31 cas des deux ensemble. Le siége établit une différence capitale entre les invaginations des agonisants et les invaginations morbides ; c'est pour cela que M. **Hervieux** dit, que sur 1,000 autopsies faites aux Enfants-Trouvés, il n'a rencontré que des invaginations de l'intestin grêle, mais il ajoute plus loin qu'il n'a jamais vu d'étranglement. Dans presque tous les cas, les invaginations au-dessous de cinq ans étaient des invaginations du gros intestin et du pet M. Duchaussoy ne cite que 10 cas chez l'adulte d'invagination isolée du gros intestin. « Presque toujours, dit le même auteur, c est la fin de l'iléon ou sa partie moyenne qu'on a trouvée invaginée, 4 fois seulement le duodénum ou le jéjunum. Haven a trouvé 23 cas pour le petit intestin, 11 cas pour le gros, 23 pour les deux réunis. Pour le gros intestin, M. Duchaussoy a vu 3 invaginations du côlon transverse, 4 de l'S iliaque dans le rectum, 1 du côlon dans l'S iliaque, 10 du cæcum, du côlon ascendant et d'une partie du transverse dans le côlon descendant et jusqu'au rectum, 3 du côlon transverse et du côlon descendant dans l'S iliaque et le rectum, 1 du côlon descendant dans le transverse, 2 du cæcum dans le côlon ascendant, 1 du rectum dans le rectum. De cette énumération un peu fastidieuse, nous déduisons immédiatement cette remarque : la prédominance très-tranchée des intestins qui occupent la fosse iliaque droite, cæcum et fin de l'iléon, comme siége de l'étranglement. La longueur des invaginations varie entre 19 et 40 centimètres.

Un point important pour le traitement et qu'il importe de bien préciser, c'est la situation de la masse invaginée ; nous notons que la portion gauche du gros intestin a contenu la tumeur invaginée 41 fois : ue sa portion trans-

verse ou supérieure l'a contenue 7 fois, et sa portion droite
7 fois; c'est donc surtout dans la partie gauche du gros
intestin qu'il faudra chercher la tumeur. Pour l'intestin
grêle, c'est presque toujours vers la fin de l'iléon qu'il faut
chercher les invaginations.

Avant d'examiner la durée de la maladie, nous ferons
remarquer que celle-ci n'a pas toujours, sur les résultats
ultimes, toute l'influence qu'on serait porté naturellement
à lui prêter. Ansi, un étranglement de trois jours seulement (M. Bouchut), avait déjà donné lieu à la formation
d'adhérences solides. Ici apparaît, comme dans les rétrécissements que nous avons déjà étudiés, la nécessité d'établir une distinction entre la durée de la maladie et la durée de la période de l'étranglement, cette dernière période
ayant surtout le privilége de produire les altérations, et
pouvant avoir été fort courte pour une maladie fort longue. Une autre considération doit aussi modifier le rôle de
la durée sur les lésions produites, c'est l'existence des complications, c'est l'âge du sujet; ainsi le malade auquel
nous faisons allusion, n'avait que sept mois. Cependant
nous ne voulons pas nier l'influence de la durée de la maladie sur le degré des altérations, nous voulons seulement
qu'on ne se l'exagère pas, et qu'on ne pense pas, par
exemple, qu'une longue maladie a nécessairement beaucoup altéré l'intestin, et qu'on regarde la thérapeutique
comme paralysée devant cette altération, pendant qu'on
croira agir sur des intestins presque sains après trois jours
d'étranglement; ce qui conduirait à de grandes déceptions.
Cependant il est reconnu que les cas où l'altération a consisté en injections, ulcérations, adhérences, ont eu presque
tous une marche plus lente que ceux dans lesquels la lésion se bornait à des injections et des érosions.

Les cas qui, pour nous, offrent le plus d'intérêt sont ceux
qui se rattachent à la production de gangrène, perforation
et rupture. Car ce sont eux surtout qui nécessitent l'intervention chirurgicale. Or la plupart ont présenté une longue
durée de la période d'étranglement et aussi une longue du-

rée de la maladie. « A part quelques cas, il reste parfaitement démontré, dit M. Duchaussoy, que dans les invaginations simples des adultes, les lésions du 3° degré, qui
sont celles qui nous occupent actuellement, n'ont lieu qu'a-
près une durée de l'étranglement qui n'a pas été moindre
que douze jours, et qui souvent a atteint et dépassé un ou
deux mois. » D'après le calcul du même auteur, la proportion numérique de cette série de cas dépasse de beaucoup
celle des cas où l'altération a été moins prononcée et cela
dans le rapport de 40 à 15 ; c'est-à-dire que cette série est
trois fois plus fréquente que les autres dans les cas mor-
tels. Il n'est donc pas prudent de l'attendre, nous y reviendrons d'ailleurs, quand on veut essayer un traitement sur
lequel on peut se croire en droit de fonder de grandes espé-
rances.

Un examen également important ici, c'est l'étude de la
longueur d'intestin invaginée ; c'est un des points sur lesquels les auteurs ont le plus souvent gardé le silence. Le
mémoire de M. Duchaussoy seul nous fournit les renseignements suivants : les plus courtes invaginations qu'on
ait vues sont dans le gros intestin, côlon descendant et côlon transverse ; le rectum et l'S iliaque, seuls ou réunis,
fournissent ordinairement la longueur la moins considérable ; puis viennent les invaginations de l'intestin grêle, puis
celles du côlon ascendant et du cæcum, puis les invaginations simultanées de l'intestin grêle et du gros intestin ;
mais on a trouvé aussi de longues invaginations de l'intestin grêle seul (M. Bucquoy) quoique plus rarement.

Quant au nombre des invaginations sur le sujet, nous
nous bornerons à dire que c'est un caractère ordinaire des
invaginations morbides d'être uniques, les observations
d'invaginations multiples ont presque toujours rapport à
des invaginations chez les agonisants.

Nous avons dit en commençant cet article que les invaginations rétrogrades importaient peu à notre sujet ; la
preuve en est qu'à l'exception de quelques cas cette invagination n'existe jamais seule, qu'elle n'est toujours qu'une com-

plication accessoire d'une altération ancienne et d'une autre
nature, où elle accompagne une invagination descendante
constituant la maladie principale ; d'où il suit que ce qu'on
pouvait dire de spécial sur son traitement se réduirait à
une vue de l'esprit sans utilité pratique.

§ 2. *Etude des cas dans lesquels l'intestin a été expulsé.*

Les statistiques de Thompson et de M. Duchaussoy vont
encore nous éclairer à ce sujet. Elles portent sur 52 observations. Un premier point important c'est la recherche de
l'époque à laquelle se fait cette expulsion, et, d'une manière
plus précise, la recherche de cette époque relativement à la
cessation des symptômes d'étranglement. Cette élimination
s'est faite 3 fois entre le 8ᵉ et le 10ᵉ jour ; 9 fois entre le 11ᵉ
et le 15ᵉ ; 8 fois entre le 15ᵉ et le 20ᵉ ; 1 fois au 25ᵉ ; deux fois
après environ 1 mois, et une fois après 6 mois. Quant
à la date de l'expulsion, après l'époque de la cessation des
symptômes d'étranglement, M. Duchaussoy n'a pu la déterminer que 12 fois. Dans un cas immédiatement après ;
dans 6, entre 5 et 8 jours ; dans 5, entre 9 et 11 jours.

Portions d'intestin expulsées. Un tableau du même auteur
nous donne 28 cas sur 30 dans lesquels l'espèce d'intestin
est bien désignée. Sur ces 28 cas, il y en a 24 pour l'intestin grêle ; deux dans lesquels il s'agit du gros intestin seul
et 2 où l'on voit dans une même expulsion, l'iléon, le
cæcum et une plus ou moins grande portion du côlon. Les
recherches de Thompson diffèrent un peu de celles de Duchaussoy ; comme elles ne portent pas sur les mêmes cas,
on peut les additionner, ce qui donne : pour le petit intestin,
46 cas ; pour le gros seul, 8 ; pour les deux réunis, 5. En
comparant ce résultat à celui indiqué dans l'article précé-
dent, nous voyons qu'ils sont loin d'être convergents, puisque sur 92 cas nous en avons 36 seulement pour le petit intestin. A quoi tient cette différence ? Les invaginations de
l'intestin grêle se termineraient-elles plus souvent par
expulsion, et auraient-elles ainsi moins de gravité que cel-

les du gros intestin, comme le pense M. Bucquoy? ou bien y aurait-il élimination du tube interne souvent constitué par la fin de l'iléon et conservation du tube moyen souvent constitué par le gros intestin? Des autopsies faites avec soin, peu de temps après l'élimination permettraient seules de résoudre cette question. Cependant Duchaussoy fait remarquer à ce sujet qu'un détail d'anatomie pathologique permettrait d'expliquer pourquoi les invaginations de l'intestin grêle guériraient plus sûrement que celles du gros intestin : c'est qu'elles ont un collier plus volumineux donnant lieu à un étranglement plus serré et imitant mieux les procédés de la chirurgie ; il est bon de se souvenir aussi que l'intestin grêle est proportionnellement moins dilatable que le gros intestin, et que, pour cette raison encore, il doit produire plus sûrement la gangrène.

Pour les sections du petit intestin, les expulsions se décomposent ainsi : iléon, 12 fois ; diverticulum, 1 fois ; jejunum, 2 fois. Généralement c'était la fin de l'iléon ; cependant 2 fois on voit que c'était une portion élevée de cet intestin. Dans beaucoup de cas, on se contente de dire que c'était l'intestin grêle. La longueur de l'intestin expulsé a été trop variable pour pouvoir prêter à quelques réflexions.

Nous terminons en étudiant ce que deviennent les malades après l'expulsion de l'intestin, ce qui pour nous est le point capital. « En jetant, dit M. Duchaussoy, un coup d'œil d'ensemble sur l'état des intestins guéris, on est vivement frappé de les voir si souvent rétrécis. Nous trouvons 7 fois sur 15 ce rétrécissement décrit ; c'est-à-dire que, dans près de la moitié des cas, la nature semble n'avoir tiré le malade des dangers de l'étranglement par invagination que pour l'exposer bientôt à ceux de l'étranglement par rétrécissement. » Nous verrons plus loin les conséquences que nous pourrons tirer des conclusions de cet auteur.

Sur 135 cas d'invagination avec étranglement, il y a eu 97 morts et 38 guérisons. Il nous importait beaucoup de voir ce que les auteurs entendent par la guérison. Le plus souvent cela veut dire que le malade a échappé aux accidents de l'étranglement ; c'est là d'ailleurs ce que voulaient prouver ceux qui ont publié les observations de cas heureux. Nous trouvons dans le mémoire qui nous a déjà fourni tant de documents de nouveaux renseignements à ce sujet. Si peu nombreux qu'ils soient, ils contiennent un enseignement que nous ne perdrons pas de vue lorsque nous aborderons la question du traitement. Nous aurons surtout ainsi une mesure exacte pour apprécier le bienfait de la nature dans l'élimination. Or, sur 14 cas où l'époque de la mort est indiquée, dans 9 la mort a été la suite directe de l'élimination elle-même ou des changements qu'elle a produits dans la structure du tube intestinal.

Quant aux malades qui guérissent après l'expulsion de la portion invaginée, ce qu'en disent les observations est peu fait pour qu'on reste plein de sécurité en face de pareilles guérisons. Sur 6 cas où la guérison a été suivie, un seul reste bien portant; voici l'état de santé des 5 autres : le malade de Salguer ne pouvait marcher que plié en avant, avait toujours des douleurs abdominales et a été obligé de changer d'état pour cette raison ; la malade de Vulpian fut presque continuellement souffrant pendant les trois années qu'elle survécut ; celui de Gasté avait des entérites coup sur coup ; celle de Lecheverel ne pouvait retenir ses matières et est restée avec une sensibilité du ventre telle qu'elle marche avec précaution pour éviter le contre-coup d'un faux pas. Celui de Cayot « eut des fistules au pourtour de la région ombilicale, 2 au-dessus du ligament de Poupart, une au-dessus du pubis. Elles se fermèrent et se rouvrirent alternativement, mais elles n'étaient jamais toutes fermées. Ceci dura 5 ans, puis on la perdit de vue. »

Art. IV.

Des étranglements de l'intestin par l'intestin.

Ici nous comprenons les déploiements, torsions de l'intestin et du mésentère, enroulements.

Siége. — L'intestin grêle a présenté 8 fois l'étranglement et le gros intestin 12 fois. Les torsions ont porté principalement sur l'S iliaque et sur l'intestin grêle, et les enroulements sur le côlon ascendant.

Siége dans l'abdomen. — Sur 20 fois, 10 fois l'étranglement siégeait à droite, fosse iliaque ou au-dessus, 7 fois à gauche, 3 fois près de la ligne médiane. La longueur de l'anse étranglée variait entre 30 et 50 centimètres.

Péritonite. — La fréquence de cette complication est extrêmement remarquable dans les cas de cette catégorie, 15 fois sur 21, et encore dans les autres observations, les détails manquent assez pour n'être pas sûr qu'elle n'existait pas. De plus cette grave complication s'est généralement développée fort peu de jours après l'étranglement.

Après l'étranglement la durée de la maladie a été en moyenne de 15 jours etc elle de l'étranglement a été au-dessous de 24 heures, 2 fois entre 4 et 5 jours, 3 fois entre 6 et 7 jours, 4 fois entre 8 et 9 jours, une fois 11, une fois 14, une fois 19. Nous insisterons plus loin sur l'importance qu'il faut attacher au peu de durée de l'étranglement au point de vue thérapeutique.

ART. V.

Étranglements par corps étrangers venus du dehors.

14 cas sont relevés dans le mémoire de M. Duchaussoy; ces corps sont constitués par des substances assez variées mais dont la plupart proviennent de substances alimentaires. Sur 9 fois où le siége est bien indiqué nous le trouvons une fois dans le duodénum, 2 fois dans le rectum, 6 fois dans la fin de l'iléon au voisinage du cæcum. Il y a un siége de prédilection dont la présence de la valvule rend compte, par l'obstacle qu'elle oppose à la progression des corps étrangers. Par rapport à la paroi abdominale, le siége de l'étranglement a été noté une fois à l'épisgastre, deux fois au rectum, six fois dans la fosse iliaque droite. Nous ferons

remarquer la fréquence des lésions de l'intestin au siége de l'étranglement, ce qui s'explique parce que souvent ces corps ont été arrêtés par un rétrécissement normal ou morbide de l'intestin qui rend l'obturation facile et complète. La péritonite a été indiquée 5 fois. La durée de la maladie a été de plusieurs mois, celle de l'étranglement a été : quelques heures, 2 jours, 11 jours, 14 jours, 18 jours et 28 jours dans les 6 cas où elle est indiquée.

Art. VI.

Etranglements produits par des calculs biliaires
ou intestinaux.

a. — Obstruction par des calculs biliaires.

14 cas d'étranglement par cette cause ont été réunis par M. Duchaussoy. Trois fois seulement le gros intestin est le siége de l'étranglement qui, dans les autres cas, a lieu dans les différentes portions de l'intestin grêle. 6 fois sur 7 cas qui portent cette indication, le côté droit a été le siége de l'étranglement. Un fait important à noter, c'est la fréquence des rétrécissements cicatriciels et inflammatoires qui se forment sur le trajet parcouru par les calculs. Sur les 14 malades, 5 sont guéris. Sur 9 autopsies, on donne quatre fois des preuves de l'existence de la péritonite ; 6 fois sur 12 nous avons remarqué que la durée de l'étranglement était égale à la durée de la maladie avant l'étranglement. Cette durée a varié entre 2 et 6 jours, maximum 13.

D'après les faits recueillis, par Lieutaud, il est probable que très-souvent, sinon toujours, c'est le gros intestin qui est le siége de l'obstruction. Sur les 10 cas recueillis par Duchaussoy il y a 5 morts, mais 4 autopsies seulement ; deux fois on décrit les lésions produites par la péritonite ; l'étranglement a duré une fois 6 jours, une fois 9 jours, deux fois 3 semaines ; aucun rapport n'existe entre cette durée et celle de la maladie.

Art. VII.

Étranglements causés par des vers.

Duchaussoy a réuni 7 cas d'étranglements par cette cause; l'intestin grêle est 6 fois le siége de l'étranglement, une seule fois le côlon transverse. La tumeur formée occupait toujours la fosse iliaque droite ou l'hypochondre du même côté. La durée de l'étranglement est ainsi notée : une fois quelques heures, une fois 24 heures, deux fois 4 jours, une fois 10, une fois 14. La durée de la maladie n'est pas notée; aucun cas ne parle de péritonite.

Art. VIII.

Étranglements par des matières fécales.

Siége de l'étranglement sur l'intestin. — Cet étranglement ne porte que sur le gros intestin; trois points surtout de cet intestin peuvent être considérés comme les lieux d'élection de cette espèce d'étranglement : 1° le cæcum, 2° l'S iliaque, 3° l'ampoule anale avec le rectum.

Siége de l'étranglement dans l'abdomen. — Les 15 observations de M. Duchaussoy nous donnent 3 fois la fosse iliaque droite et l'hypochondre droit, et 7 fois le côté gauche, 3 fois l'intestin énormément dilaté remplissait une très-grande partie de l'abdomen.

Péritonite. — 4 cas ont été suivis d'une guérison soutenue et sans accidents; des 9 autopsies faites, 6 indiquent des épanchements dans la cavité péritonéale, et deux d'entre elles un épanchement de matières fécales.

Durée. — C'est la forme d'étranglement dont la marche est la plus lente, et qui produit les désordres anatomiques les moins graves, relativement à la durée : 3 jours, 12 jours, 3 mois, 110, 114 jours sont les chiffres indiqués pour la durée de la maladie; la durée de l'étranglement n'est pas indiquée.

Art. IX.

Etranglements par des diverticules de l'intestin.

Dans tous les cas, le siége indiqué est l'intestin grêle est 9 fois sur 15 on désigne l'iléon. Quant au siége de l'étranglement dans l'abdomen, on peut dire que, dans presque tous les cas, c'est la moitié inférieure droite de l'abdomen qui a été le siége de l'étranglement. En général, l'anse intestinale étranglée était assez longue, entre 12 et 26 pouces. La péritonite a été signalée dans 10 cas sur 14. Quant à la durée, si celle de la maladie ne l'est pas, celle de l'étranglement a été indiquée dans toutes et l'on peut dire qu'elle est généralement très-courte, comme cela a lieu dans les vrais étranglements par des brides serrées; 4 fois elle a été de 2 jours, 3 fois de 3 jours, 3 fois entre le 4e et le 6e, 3 fois seulement elle a été de 11 à 13 jours.

Art. X.

Étranglements par l'appendice iléo-cœcal.

Cette espèce d'étranglement s'est présenté 16 fois dans le recherches de M. Duchaussoy ; 11 fois on désigne l'iléon, et ordinairement sa partie inférieure comme le siége de l'étranglement. 3 fois l'intestin grêle sans préciser, 2 fois le côlon ascendant. Dans l'abdomen, il est toujours situé dans la moitié droite et inférieure, soit entre l'hypogastre et la région iliaque, soit dans la fosse iliaque, soit entre elle et l'ombilic. Comme dans les cas d'étranglements par un diverticulum, les anses étranglées sont généralement longues. La péritonite a été signalée 7 fois; 2 fois on la dit légère. La durée de l'étranglement n'a dépassé 8 jours qu'une seule fois.

Art. XI.

Étranglements par brides, bandes et adhérances.

Sous ce titre sont compris :

1° Les cas où l'épiploon ou le mésentère causent l'étranglement sans le secours de bandes, brides ou adhérences ; nous trouvons 14 cas qui se décomposent ainsi : 7 pour l'épiploon qui étrangle toujours l'intestin grêle, 6 fois l'iléon, 1 fois le duodénum ; 7 pour le mésentère étranglant 4 fois l'iléon, 3 fois le gros intestin ; 11 fois la péritonite est citée, 7 fois pour le mésentère, 4 fois pour l'épiploon, pas de renseignements sur la durée de l'étranglement.

2° Les cas où l'étranglement se fait par des brides, adhérences accidentelles seules ou réunies à l'action du mésentère ou de l'épipoon. Nous ferons remarquer que, pour la plupart de ces cas, qui, d'après M. Duchaussoy, sont au nombre de 65, les brides peuvent glisser autour de l'intestin qu'elles étranglent ; ou au moins, si la striction est assez forte pour empêcher ce glissement, qu'il n'y a pas fusion de l'intestin avec la bride qui l'accompagne ; mais, dans quelques observations, nous voyons, au contraire, cette fusion par adhérence signalée ; la bride, au moins en quelques points, fait corps avec l'intestin. Ces cas sont heureusement peu nombreux ; on saisit l'analogie de ces cas avec ceux où il y a adhérence du sac à l'intestin dans la hernie étranglée, et on comprend qu'ils présenteraient une complication embarrassante au chirurgien qui aurait entrepris de lever l'étranglement par l'opération du débridement.

Siége de l'étranglement dans l'abdomen : 3 fois à droite, le plus souvent entre l'ombilic et la fosse iliaque droite, assez souvent dans cette fosse même, 2 fois entre l'hypogastre et la fosse iliaque droite ; 9 fois à gauche, dont 3 fois dans la fosse iliaque même ; 9 fois sur la ligne médiane ; 3 cas à l'ombilic, 2 entre l'épigastre et l'ombilic, 1 à l'hypogastre et 3 dans le petit bassin. L'étranglement à droite est donc un peu moins de 2 fois aussi fréquent que les 2 autres réunis.

Section de l'intestin étranglée : Sur 53 observations, un treizième seulement a porté sur le gros intestin, les 49 autres sur l'intestin grêle, et quand on précise ce qui arrive, dans 32, on cite l'iléon, surtout sa fin Quant à la longueur de la partie étranglée, on peut mettre 6 pouces à 1 pied pour les dimensions les plus fréquemment notées. La complica-tion de péritonite a été observée 29 fois, c'est-à-dire dans plus de la moitié des cas.

La durée de l'étranglement par des brides est très-courte; elle a été de huit heures à trois jours dans 10 cas, de quatre à huit jours dans 15 cas, de neuf à quatorze jours dans 8 huit cas, de quinze à vingt jours dans 6 cas. Les étranglements dont la marche a été la plus rapide, sont ceux qui étaient produits par des brides annulaires ou rectili-gnes. Les étranglements par des adhérences, considérés dans leur ensemble, ont offert une marche beaucoup plus lente. La longue durée correspond généralement à une oblitéra-tion incomplète ou graduelle du tube intestinal.

Art. XII.

Étranglements dans des ouvertures faites à travers les tissus.

(Hernies internes.)

Nous éliminons les hernies obturatrices, ischiatiques, périnéales, vagino-labiale; nous nous bornerons à exami-ner : 1° les hernies diaphragmatiques; 2° les hernies à travers le mésentère, le mésocôlon et l'épiploon; 3° les hernies internes formées par des cavités tout à fait excep-tionnelles.

a) *Hernies diaphragmatiques.*

Remarquons tout d'abord la rareté de l'étranglement dans ces hernies, 18 seulement sur 128 cas, ce que l'on comprend si l'on songe aux nombres de causes de mort possibles dans ces hernies, bien avant que l'étranglement se soit manifesté. Sur 18 cas, M. Duchaussoy a trouvé 12 fois l'étranglement à gauche, 2 fois à droite. Le côlon transverse, avec l'estomac et l'épiploon, est l'organe qu'on a trouvé le plus souvent dans les hernies diaphragmatiques étranglées. La péritonite y est mentionnée 5 fois. C'est l'espèce d'étranglement dans laquelle la mort survient le plus promptement, 5 fois en moins de vingt-quatre heures sur 10 cas où la durée de l'étranglement est indiquée; dans les 5 autres cas, la mort est survenue avant le cinquième jour accompli de l'étranglement.

b) *Étranglement à travers le péritoine.*

11 ouvertures du mésentère pour 2 de l'épiploon, 8 fois l'étranglement porte sur l'iléon seul, 2 fois sur l'iléon avec le cæcum ; 8 fois sur 10 il siége dans le côté droit de l'abdomen.

c) *Hernies internes formées par des cavités tout à fait exceptionnelles.*

Sous ce nom nous englobons les cas rares de hernies intra-épiploïques, hernies intra-iliaques, hernies à travers l'hiatus de Winslow, rétro-cæcales, à travers le ligament large, anté-vésicales, à travers une rupture de l'utérus, à travers les parois de l'abdomen divisées, par les ruptures de la vessie.

Ces cas réunis par M. Duchaussoy sont au nombre de 30 ; l'étranglement y est signalé 26 fois, et la péritonite 10 sur ces 26 cas. Le siége de l'étranglement, sur l'intestin, y est précisé 26 fois, à savoir : 22 fois sur l'iléon, surtout partie terminale, 2 fois sur le jéjunum ; 7 fois la mort est survenue avant les quarante-huit heures qui ont suivi l'étranglement; celui-ci n'a dépassé qu'une fois la durée de neuf jours.

Art. XIII.

*Etranglements produits par des organes de l'abdomen autres
que les intestins et leurs annexes.*

Sur les 22 cas que M. Duchaussoy a réunis, 13 fois l'é-
tranglement est sur le gros intestin, rectum 7 fois, S iliaque
4 fois, côlon transverse 2 fois, et 9 fois sur l'intestin grêle,
portion inférieure surtout. Quant au siége de l'étranglement dans l'abdomen, la diversité des causes de cette espèce d'étranglement fait comprendre qu'il n'y a rien de
fixe à cet égard; cependant, sur 15 cas notés, il a siégé
10 fois à droite, 5 fois à gauche. La péritonite a été 5 fois
signalée; 8 fois l'étranglement a varié en durée entre le
sixième et le douzième jour; 1 fois il a duré douze heures,
4 fois il a été de quatorze à vingt jours.

CHAP. III.

CONCLUSIONS DÉDUITES DES PRÉCÉDENTES CONSIDÉRATIONS.

Les deux premières parties de ce travail ont eu pour but de réunir les résultats du plus grand nombre de faits possibles portant sur des étranglements internes avec ou sans intervention chirurgicale. Nous avions été tenté d'exposer, après les données de chacune de ces séries de faits, les aperçus opératoires qui se déduisaient directement de leur étude. Cette méthode eût permis de saisir plus nettement la valeur des indications et contre-indications dans les différents procédés opératoires qui pouvaient leur être applicables. Mais, en agissant ainsi, nous étions forcé de disséminer dans les différents articles ces mêmes indications et contre-indications, de cause, de temps et de lieu, ce qui nous empêchait de les grouper de façon à les considérer simultanément et mieux faire apprécier leur valeur. Nous avons préféré rejeter une telle étude dans cette troisième partie quitte à revenir, lorsque cela sera nécessaire sur quelques résultats comparatifs, énumérés déjà dans les deux parties, précédentes. En procédant ainsi nous pouvons présenter successivement, et sans division aucune, les résultats de tous les matériaux que nous avons discutés précédemment. En d'autres termes, nous pouvons dès maintenant essayer de formuler s'il est prudent, en cas d'étranglement interne, de réclamer l'intervention chirurgicale ; si oui, dans quels cas, comment, où et quand il faut opérer. Résoudre de telles questions n'est pas autre chose qu'exposer les indications et contre-indications de l'intervention chirurgicale, dans les étranglements internes, qui est le but final que nous nous sommes proposé. Sans nous faire illusion, ni prétendre que nous avons trouvé des solutions complétement suffisantes, nous osons espérer nous être mis autant que possible à l'abri des déceptions et des erreurs ; la multiplicité et la valeur des faits observés sont pour nous la garantie la plus sûre que nous puissions invoquer.

ART. Ier.

L'intervention chirurgicale, dans les étranglements internes, est-elle nécessaire ?

En exposant l'histoire de la gastrotomie et de l'entérotomie, nous avons fait voir combien avaient été différentes les opinions des anciens chirurgiens à ce sujet, tout en faisant remarquer qu'après avoir été repoussées à outrance du domaine de la pratique chirurgicale, elles avaient fini par être introduites lentement et graduellement, il est vrai à l'étranger peut être plus qu'en France, et cela à un point tel que celles qui ont été pratiquées dans les vingt dernières années sont au moins aussi nombreuses que celles pratiquées avant 1850, ainsi qu'il est facile de s'en convaincre en jetant un coup d'œil sur nos tableaux. Les objections que ces opérations ont soulevées sont nombreuses ; c'est en les examinant et en cherchant à les apprécier que nous parviendrons à résoudre la première question, la question d'utilité de l'opération. Aucune des opérations proposées et mises à exécution n'est restée sans soulever de nombreuses critiques. La paracentèse intestinale, la ponction abdominale elle-même, si innocente qu'elle paraisse, a pu inquiéter certains esprits timorés, ainsi que le prouve la lecture de la thèse de M. Labric à ce sujet. Dans cette thèse, l'auteur a rapporté cinq observations de ponctions intestinales pratiquées contre le tympanisme dans les obstructions des intestins et a défendu avec talent les objections que pouvait soulever cette opération. Ces objections ont été reproduites à plus forte raison contre la gastrotomie et contre l'entérotomie. Nous pouvons les juger à un point de vue général qui est celui de cet article.

L'intervention chirurgicale dans les cas qui nous intéressent a été repoussée pour différentes raisons qui peuvent se rattacher à deux chefs principaux : A, l'opération pratiquée est inutile ; B, elle est dangereuse.

A, Elle est inutile parce que 1° la maladie peut guérir seule sans traitement ; 2° parce qu'elle peut guérir autrement que par une opération ; 3° parce que certains faits prouvent que l'opération n'a produit aucun résultat heureux. Voyons un peu s'il est possible de répondre à ces objections :

1° L'étranglement peut guérir seul.

Parmi tous les nombreux cas d'étranglements que nous avons été obligé de parcourir, nous n'avons trouvé aucun cas de guérison réelle par les seules forces de la nature. Les faits qui portent une telle mention cèdent rapidement à une lecture attentive qui permet de conclure que l'étranglement, dans ces conditions, est très-discutable au point de vue même de son existence. Quant à ceux sur l'existence desquels il n'est pas permis d'élever de doutes, nous n'en avons pas trouvé où l'observation prolongée du malade après sa guérison, puisse prouver qu'un résultat heureux et véritable soit réellement survenu. On a parlé souvent d'invagination, de volvulus, dans lesquels, la portion d'intestin étranglée avait, après un temps plus ou moins long, été expulsée par l'anus, et cependant, malgré diverses complications, la réunion naturelle des portions conservées s'était faite et les malades étaient guéris. Si l'on poursuit l'observation de ces malades soi-disant guéris, on ne tarde pas à se convaincre que de telles guérisons ne peuvent porter ce nom ; il suffit pour cela de se reporter aux exemples que nous avons cités plus haut, où nous avons énuméré tous les inconvénients qui avaient accompagné la pénible existence de ces malades soi-disant guéris ; et de se rappeler que ces malades ne guérissaient des inconvénients de l'invagination que pour subir ceux d'un rétrécissement consécutif ;

2° L'étranglement peut-il guérir par d'autres moyens que des procédés chirurgicaux ? Notre intention n'est pas de soutenir le contraire ; et la lecture des différents modes de traitement employés en pareil cas nous a convaincu que la thérapeutique médicale possédait un arsenal puissant contre de tels désordres. Ce qui ne nous empêche pas de répéter que, dans les cas où l'entérotomie a été pratiquée tous les secours que peut employer la médecine avaient été complétement infructueux; et cependant les moyens employés n'avaient pas été moins énergiques que sagement raisonnés dans leur emploi; il suffit d'ailleurs de relire le mécanisme des étranglements dans les cas où la mort a été le mode de terminaison, pour comprendre aisément que ni les traitements médicaux mis en usage, ni ceux qu'on n'avait pas employés n'auraient pu se rendre maîtres pour aucun d'eux de la cause de l'étranglement.

Or, si nous sommes conduit à admettre que, d'une part, les étranglements internes ne guérissent pas seuls, que souvent ils ne peuvent pas guérir par les moyens médicaux, nous sommes obligé d'avoir recours à la thérapeutique chirurgicale, à moins d'admettre que celle-ci soit également impuissante ou qu'elle soit tellement dangereuse qu'il faille la rejeter complétement de la pratique. Ceci nous amène à examiner la troisième raison que l'on a donnée pour rejeter toute opération;

3° Certains faits prouvent que l'opération n'a produit aucun résultat heureux. Quels sont ces faits? ce ne sont assurément pas les 36 cas de guérison que nous avons déjà mentionnés dans nos tableaux; or, si nous sommes bien parvenu, comme nous l'espérons, à prouver que, dans les 38 autres, l'opération ne pouvait jamais être accusée d'avoir occasionné la mort; que, celle-ci retrouvait ses véritables causes dans la gravité de l'état que présentaient les malades avant l'opération, nous ne connaissons aucun fait prouvant que les chirurgiens aient eu à regretter, en agissant, autre chose que de n'avoir pas agi à temps; or, cette lenteur que nous avons eu le regret de constater trop souvent s'explique facilement si l'on songe au cercle vicieux dans lequel ont toujours tourné opérateurs et assistants pendant leurs discussions sur l'intervention chirurgicale en pareil cas. Leur raisonnement peut à peu de choses près se réduire aux termes suivants : la gastrotomie ou l'entérotomie sont des opérations tellement graves, si souvent suivies de mort qu'elles doivent être rejetées dans la classe des opérations *in extremis*, c'est-à-dire de celles qu'on fait dans des conditions telles que, si l'on est à peu près certain de ne pas conserver la victime en agissant, on est au moins à l'abri du reproche de l'avoir tué en ayant voulu agir ; de plus, comme il existe des cas où c'était après avoir fait souvent craindre pour la vie des malades, qu'il s'était opéré une guérison lente, mais naturelle, il est toujours temps d'opérer.

Des deux arguments dont se compose ce raisonnement, nous avons déjà fait justice du dernier : la guérison possible des étranglements au dernier moment ; il ne nous reste plus qu'à examiner la valeur du premier ; ce qui nous conduit à apprécier la seconde série des objections : l'extrême gravité de l'opération.

B. On a dit que l'on faisait une opération dangereuse, et cela se fondant sur quatre raisons, deux se rattachant à la gravité de l'opération même, les deux autres faisant allusion aux inconvénients de l'opération, alors qu'on la menait à bonne fin.

1° C'est une opération mortelle, car les faits sont là qui prouvent que la mort en a été le résultat dans la moitié des cas. Nous avons déjà vu et nous le répétons une dernière fois, dans les 37 cas de mort que nous avons pu recueillir aucun ne prouve contre l'opération ; et la plupart aucontraire prouvent que l'opération pouvait et devait avoir un résultat satisfaisant, si l'on n'avait pas si longtemps temporisé avant de l'exécuter.

2° C'est une opération grave parce que les parties sur lesquelles elle porte deviennent le siége d'accidents redoutables dès qu'une plaie vient les intéresser. Or, sur quoi porte l'instrument ? Sur les parois de l'abdomen, peau, muscles, aponévroses, vaisseaux, nerfs, sur le péritoine ; dans la gastrotomie, sur ces mêmes parties et de plus sur l'intestin dans l'entérotomie. Nous n'insisterons pas long-

temps sur la valeur pronostique des plaies des parois abdominales. Aucune hémorrhagie n'a été signalée dans les cas
que nous avons examinés, une seule fois un phlegmon dif-
fus est indiqué comme complication de la plaie abdominale : quelques érythèmes ou érysipèles légers sont parfois
venus entraver la marche de la guérison, encore étaient-ils
dus à l'écoulement des matières stercorales par la plaie et
non à la nature de la plaie ; d'ailleurs les opinions des auteurs sont complétement rassurantes sur le pronostic des
plaies des parois, si l'on veut bien se reporter à ce qu'ils
en ont dit à propos des plaies non pénétrantes de l'abdomen ; un seul invénient particulier d'ailleurs à la gastrotomie, pourrait survenir, à savoir : l'éventration des parois
abdominales ; or, qu'est cet inconvénient en présence de la
gravité de la maladie pour laquelle on opère? de plus, nous
ne l'avons pas noté une seule fois, et il serait toujours possible d'y remédier.

Autrement est intéressante la question de savoir le degré
de gravité des lésions du péritoine ; il y a toute une thèse à
faire à ce sujet. On sait tout ce qui a été dit du contact de
l'air sur cette séreuse, de sa grande prédisposition pour
ainsi dire à s'enflammer, on sait son excessive sensibilité,
que M. Gubler a d'ailleurs cherché à expliquer par la présence de corpuscules de Pacini, analogues à ceux qui se
trouvent sur la terminaison des nerfs collatéraux des doigts;
on sait que l'on s'est servi de l'exquise sensibilité de cette
séreuse pour expliquer les morts rapides, pour expliquer
ce que les Anglais ont nommé les *hoc*, après les grandes opérations dont cette membrane avait été le siége ; on peut
lire dans les anciens ouvrages combien on a été préoccupé
de la question de savoir si l'on devait ou non pratiquer la
ligature de l'épiploon; cette question tient d'ailleurs encore
les esprits en suspens, comme d'ailleurs toutes les questions qui intéressent le péritoine ; il eût été fort curieux
d'étudier toutes ces questions; leur solution entraînant autant de conclusions pour ou contre les opérations qui nous
occupent. La nécessité de donner une limite aux recherches

que nous avions entreprises, nous a empêché de poursuivre
une telle étude. Cependant, si l'on se reporte à l'examen
des plaies pénétrantes de l'abdomen, on verra que les exemples sont faciles à multiplier qui prouvent la possibilité
de la guérison malgré de nombreuses complications; les
résultats heureux fournis par les opérations de kélotomie,
par l'ovariotomie, par la gastro-hystérotomie, sont là pour
nous engager à ne pas nous exagérer sur tout ce que l'on
a bien voulu répéter sur la gravité des plaies du péritoine ;
les résultats heureux obtenus par M. Sédillot dans des gastrotomies avec incision des parois de l'estomac, sont encore
là, pour nous rassurer à ce sujet. Dans une thèse de Stras-
bourg de 1864, sur la gastro-hystérotomie, nous trouvons
que Kaiser, chirurgien suédois, sur un relevé de 328 cas de
gastro-hystérotomie, a trouvé 210 cas malheureux et 128
cas heureux, et que la mortalité est allée en diminuant d'année en année; de 1750 à 1800, il y a trouvé 36 succès,
80 revers; de 1833 à 1839, 37 succès sur 37 revers. Dans la
thèse de M. Carrit sur l'ovariotomie (1868), nous trouvons
comme résultats statistiques pour l'ovariotomie, sur 729
cas d'ovariotomie pratiquée, 423 succès pour 246 insuccès; dans 35 cas seulement la mort est survenue par
péritonite, les autres causes de mort se décomposant ainsi :
ébranlements, 28, épuisements 24, hémorrhagies 28, sep-
ticémie 22, tétanos 6, érysipèles 2. De tels chiffres, 35 péri-
tonites mortelles sur 729 cas d'ovariotomie, parlent assez
haut en faveur de l'innocuité du péritoine pour que nous
n'insistions pas davantage. Cooper et Immann, dans les
statistiques des herniotomies donnent les résultats suivants:
296 morts, 326 guérisons, ce qui vient ajouter encore aux
résultats précédents. Quant aux effets du contact de l'air
sur le péritoine, nous nous permettons à ce sujet d'extraire
ce qui suit d'un travail inédit sur la gastrotomie, travail
que son auteur, M. Boinet, dont l'expérience fait autorité en
cette matière se propose de publier prochainement. Nous
saisissons ici l'occasion de remercier M. Boinet de la bien-
veillance qu'il a mise à vouloir bien nous communiquer ce

travail : « On a cru pendant longtemps et beaucoup de médecins partagent encore cette opinion, que le contact de
l'air sur le péritoine, que toutes les lésions traumatiques de
cette membrane, sont tellement graves et tellement redoutables qu'on devait s'abstenir de toute opération sur cette
séreuse, à moins d'y être absolument forcé. Les nombreuses gastrotomies pratiquées avec succès depuis quelques années pour extirper des kystes de l'ovaire, sont venues donner le démenti le plus formel à cette manière de
voir et démontrer que la cause de l'inflammation du péritoine était ailleurs que dans l'incision du péritoine et son
exposition au contact de l'air ; d'après les faits que nous
avons observés, les accidents de la gastrotomie ne sont nul-
lement dus à la lésion du péritoine, soit qu'il soit incisé,
déchiré ou piqué, mais aux épanchements qui peuvent être
la suite de ces lésions, qu'elles soient volontaires ou accidentelles

« En effet, un épanchement dans la cavité péritonéale,
quelque minime qu'il soit, à la suite d'une plaie du péritoine, subit presque toujours une altération putride, une
décomposition qui amène les accidents de la péritonite ou
de l'infection purulente ; il est bien démontré aujourd'hui
que si, à la suite d'une blessure du péritoine, il n'y a aucun
épanchement dans l'abdomen, ou bien si cet épanchement
ayant eu lieu, on a pu le faire disparaître sur-le-champ, il
n'en résultera rien de fâcheux. L'air et les liquides épan-
chés dans la cavité abdominale, et même dans toutes les
plaies, n'y deviennent dangereux que lorsqu'ils restent ren-
fermés et qu'ils y séjournent ; ainsi, dans les ovariotomies,
le moindre caillot sanguin, la moindre quantité de liquide
d'un kyste laissés ou oubliés dans le ventre, donnent toujours naissance à une péritonite mortelle. C'est donc avec
raison que, dans toute gastrotomie, nous recommandons
de faire, avec un soin minutieux, ce qu'on appelle la toi-
lette du péritoine. »

Plus loin le même auteur ajoute :

« Ceux qui ne veulent pas admettre que le péritoine

puisse supporter sans accidents des lésions traumatiques, prétendent que cette membrane ne s'enflamme pas après l'opération de l'ovariotomie, parce que probablement elle est dans des conditions physiologiques nouvelles qui lui permettent de supporter, sans accident, des opérations qu'elle ne pourrait pas supporter dans son état normal. Quelles sont ces conditions nouvelles, personne ne les connaît; une distension plus considérable, une habitude d'être depuis un certain temps en contact avec une tumeur, voilà les raisons qu'on invoque pour expliquer la tolérance du péritoine dans l'ovariotomie; s'il en était ainsi, on devrait avoir plus d'accidents lorsqu'on opère des kystes récents, de petit volume, et c'est le contraire que l'on observe; et, d'ailleurs, il faudrait démontrer, ce qui est loin de l'être, que le péritoine des malades affectés de tumeur ovarique ou de toute autre tumeur, n'est plus dans les mêmes conditions anatomiques et physiologiques que le péritoine de ceux qui n'ont pas de tumeur dans le ventre. »

Enfin, cette même péritonite, dont on abuse depuis si longtemps pour l'opposer à toute tentative chirurgicale sur une séreuse, ne l'avons-nous pas vue notée comme complication extrêmement fréquente des étranglements internes, alors qu'on n'avait pas opéré, alors même qu'on ne notait pas de perforation concomitante; ne l'avons-nous pas déjà constatée bien souvent comme antérieure à toute manœuvre opératoire? En réunissant les cas où l'état du péritoine a été noté dans les autopsies d'étranglement interne non opérées, nous trouvons comme moyenne, la péritonite indiquée 7 fois sur 12 cas.

De tout ce qui précède, nous pouvons donc conclure que la gravité des plaies du péritoine a été exagérée, surtout par ceux qui ne s'en sont pas occupés, et que les statistiques des différentes opérations où le péritoine est intéressé, prouvent qu'il faut tenir peu de compte de la plaie même de cette séreuse.

Déjà se trouve complétement excusée la gastrotomie au

point de vue de la gravité des plaies des parois et de
la séreuse. Que si nous parvenons à démontrer que les
plaies simples des intestins sont également sans gravité et
guérissent facilement, nous aurons défendu, contre les
objections précédentes, l'entérotomie qui n'est qu'une gastrotomie compliquée de plaie faite à la paroi intestinale.
Ici la question nous retiendra moins longtemps, la discussion étant à peu près nulle sur ce sujet; car, à part
l'épanchement des matières fécales dans le péritoine et
l'hémorrhagie, les plaies des intestins ne sont ordinairement
suivies d'aucune complication; or, un tel épanchement
peut, grâce aux perfectionnements apportés à l'entérotomie, être très facilement évité; il en est de même pour
l'hémorrhagie.

Les travaux de M. Jobert de Lamballe, les expériences
nombreuses sur les animaux par le même auteur, par Reybard et M. Maisonneuve, sont une nouvelle preuve de l'innocuité de ces plaies, surtout lorsqu'il s'agit de plaies chirurgicales qui sont les seules qui nous intéressent.

Ainsi donc sont démontrées l'utilité, la nécessité et l'innocuité, toutes choses égales d'ailleurs, de l'entérotomie
et de la gastrotomie. Il nous reste encore à réfuter les deux
autres objections tirées : 1° de la difficulté et même de l'impossibilité de diagnostiquer le siége de l'obstacle et sa nature, ainsi que sa complication si fréquente et si redouta-
ble, la péritonite; 2° des inconvénients qui résultent de
l'anus artificiel lui-même. On verra que ces objections
s'adressent bien plutôt à l'entérotomie qu'à la gastrotomie. Aussi sont-ce surtout les promoteurs de ce dernier
procédé qui les ont mises en avant pour les lésions qui
nous occupent.

1° Est-il toujours possible de diagnostiquer la nature et
siége de l'obstacle, ainsi que la complication, la péritonite ?

La seconde partie de la question étant dirigée à la fois
contre la gastrotomie et l'entérotomie, nous commence-
rons par y répondre pour résoudre ensuite la première
partie qui attaque plus particulièrement l'entérotomie.

M. Boinet, dans le travail dont nous avons déjà parlé, nous paraît avoir donné, à cette première question, des difficultés de diagnostiquer la péritonite, une solution aussi satisfaisante qu'on peut le désirer actuellement dans le passage suivant : « L'existence d'une péritonite par perforation de l'intestin, est une source de difficulté quand on est en présence d'un iléus pour lequel on se propose d'opérer. En effet, dans les deux cas, iléus compliqué et iléus non compliqué de péritonite, la douleur apparaît brusquement et plonge le malade dans une grande anxiété ; mais cependant le caractère de la douleur n'est pas le même dans les deux cas ; ainsi dans l'étranglement elle est subite et peu ou pas exagérée par la pression abdominale ; quand il y a péritonite, la douleur est plus étendue et plus excessive ; les vomissements existent dans les deux cas, mais les vomissements fécaloïdes appartiennent essentiellement au premier, les vomissements porracés au second ; dans la péritonite le pouls devient petit, dur, concentré, tandis qu'il offre rarement ces caractères avant qu'elle soit développée ; le facies abdominal, dans les deux cas, a quelque chose de plus particulier dans la péritonite et qui annonce que l'existence est plus gravement compromise ; enfin, le tympanisme qui existe déjà, il est vrai, par suite de l'iléus, prend rapidement des proportions considérables au moment de l'invasion de la péritonite, dont il est souvent le premier signe prodromique. » Si à cela nous ajoutons que toute exacerbation dans l'un des symptômes présentés par le malade sur lequel l'attention est ordinairement très-éveillée par suite de la gravité seule de l'étranglement, ou que toute modification brusque, pour être plus général, dans un de ces mêmes symptômes doit faire craindre ou une aggravation ou une complication nouvelle de l'étranglement, on aura ainsi un ensemble suffisant de symptômes pour prévoir, deviner ou constater l'invasion de la complication péritonéale. Est-il possible de diagnostiquer le siége et la nature de l'étranglement?

Cette question ne manque pas d'importance, quoique ce-

pendant notre collection de cas opérés nous montre que,
alors même qu'on n'était pas arrivé à un diagnostic aussi
précis, deux fois seulement on était tombé au-dessous du
rétrécissement et dans ces deux cas les opérateurs en furent
quittes pour fermer l'anse qu'ils avaient ouverte et aller
en chercher une autre mieux disposée, ce qu'ils ont trouvé
sans trop de peine.

Cependant l'anatomie pathologique de certains cas d'é-
tranglements prouve que l'opérateur aurait beaucoup de
chances de se tromper. Ainsi M. Ball a montré un étranglement produit par un kysté sous-péritonéal, adhérant fortement à l'intestin grêle et à la fin de l'S; entre ces deux
adhérences, l'intestin était distendu par des gaz et se présentait au-devant du ventre; au-dessus et au-dessous le
calibre était fortement rétréci. On conçoit que la présence
au devant de l'abdomen de cette anse dilatée par deux obstacles, eût pu tromper le chirurgien pratiquant l'entérotomie d'après la méthode de Littre. Disons de suite que la
gastrotomie, d'après les préceptes de M. Boinet, évitait un
tel insuccès.

Dans un autre cas, consistant dans un étranglement de
l'iléon par des adhérences, l'opérateur (Gay) crut que l'obstacle était au rectum ; il est vrai que sa méprise était expli-
cable puisque l'utérus malade comprimait cette portion inférieure du gros intestin ; il fit l'opération d'Amussat. Le
malade mourut de péritonite. Nous ferons remarquer ici
que, dans ce cas, lorsqu'on vit que le côlon mis à nu ne
contenait que quelques scybales, et qu'en outre une injection poussée par le rectum remplissait complétement et
facilement l'intestin, on devait être certain qu'on était au-
dessous de l'obstacle, et que, par conséquent il était inutile
d'inciser le côlon. La faute en est donc à l'opérateur et non
à l'opération. Le peu de détails que nous avons trouvés sur
cette observation nous a forcé à ne pas l'inscrire dans nos
tableaux.

Busk (Pathol. Soc. of London, vol. 1), rapporte un cas
où l'S iliaque était tellement distendue qu'elle occupait pres-

que seule toute la partie antérieure de l'abdomen. Cet intestin, primitivement très-développé, s'était étranglé en se cou-
chant sur le côté droit, après une torsion de son point d'ori-
gine. Lorsque la distension est gazeuse, comme il est toujours
possible de s'en assurer avant d'opérer, il est toujours possible par une ponction de ramener cette anse à des dimensions moindres et par suite d'éviter cette cause d'erreur.
Voilà les cas où le chirurgien aurait pu se tromper, remarquons qu'ils sont peu nombreux, et en admettant qu'il y en
eût d'autres qui auraient échappé à nos recherches, nous
avons vu que la ponction intestinale ou la gastrotomie
auraient pu parer à ces inconvénients qui ne devenaient
sérieux qu'en présence de l'entérotomie. De plus, ce sont,
il faut bien le reconnaître, de rares exceptions, et s'il est
vrai qu'elles ne doivent pas être négligées, il est rationnel
aussi qu'elles ne peuvent suffire pour détourner les esprits
de l'entérotomie.

D'ailleurs nous allons plus loin et d'après les statistiques
que nous avons fait connaître dans la deuxième partie de
notre thèse, nous soutenons qu'il y a pour chaque variété
d'étranglement un maximum de fréquence de siége pour
l'intestin et pour la paroi abdominale, maximum tel que
l'on pourra raisonnablement, étant diagnostiquée par exemple la nature de l'obstacle, soupçonner quel en est le siége
et diriger ses recherches en ce sens. Les chiffres, dont la
lecture a pu être si aride, vont pouvoir nous servir pour démontrer ce que nous avançons. Déjà, Meckel avait dit que
sur cent exemples d'étranglement pris au hasard, quatre-
vingt-dix-neuf fois l'obstacle ne siégeait pas au-dessus de
la fin de l'iléon. Nos chiffres nous permettent de préciser
davantage : 1° rétrécissement cancéreux : pas un cas d'é-
tranglement sur l'intestin grêle, tous sur le gros intestin,
surtout sur la moitié droite ; 2° rétrécissements hypertro-
phiques, toujours l'étranglement siége sur la moitié gauche
de l'abdomen, 1 fois sur la fin de l'iléon, 18 fois sur le gros
intestin ; de même pour les autres rétrécissements cicatriciels ou inflammatoires, toujours sur la fin de l'iléon ou le

gros intestin ; 3° invaginations au-dessous de 5 ans, toujours le gros intestin ; c'est le contraire chez l'adulte à quelques rares exceptions près. Si l'on pratique la gastrotomie
et que l'on recherche la portion invaginée, c'est toujours
dans la moitié gauche du gros intestin qu'il faut aller la
chercher. Les portions invaginées de l'adulte consistent
presque toutes dans la fin de l'iléon ; 4° les corps étrangers
ont toujours déterminé l'étranglement au niveau de la valvule iléo-cœcale ; 5° 6 fois sur 7 c'est, d'après Lieutaud, le
côté droit de l'abdomen et la valvule iléo-cœcale qui sont
le siége de l'étranglement par des concrétions intestinales
ou biliaires ; mêmes données pour l'étranglement par les
vers ; 6° l'étranglement par les matières fécales a trois
siéges d'élection : le cæcum, l'S iliaque, l'ampoule anale du
rectum, toujours le gros intestin ; 7° c'est toujours dans la
moitié inférieure droite de l'abdomen que siége l'étranglement par des diverticules et l'appendice iléo-cæcale ; 8 c'est
l'estomac ou le côlon transverse qui sont pris dans les hernies diaphragmatiques ; 9° 8 fois sur 10, lorsque l'intestin
s'étrangle à travers le mésentère, c'est dans le côté droit de
l'abdomen que siége l'étranglement ; 10° sur 26 cas de hernie interne, 22 fois c'est la fin de l'iléon qui est étranglée ;
enfin ; 11° l'étranglement par brides à droite est un peu
moins de deux fois aussi fréquent que les étranglements
sur la ligne médiane où à gauche réunis, et sur 53 cas, un
treizième seulement a porté sur le gros intestin, les quaran-
te-neuf autres sur la fin de l'iléon.

De ceci nous pouvons conclure que si par la connaissance
des antécédents, des commémoratifs, du début, de la durée,
de la marche des symptômes, on arrive à diagnostiquer la
nature de l'étranglement, les chiffres que nous indiquons
donnent des renseignements assez précis sur l'intestin
étranglé et sur le siége de l'étranglement dans l'abdomen.
Or, ce dernier siége a surtout été noté dans les cas d'étranglement portant sur l'intestin grêle, c'est-à-dire défavo-
rables à la méthode de Littre. On conçoit que, dans ces cas,
on peut substituer avantageusement à cette méthode la

gastrotomie, non pas seulement sur la ligne blanche, comme le préfère M. Boinet, mais sur le siége même de l'étranglement, puisqu'on peut arriver à le connaître.

Quant au diagnostic de la nature de l'étranglement, malgré les difficultés pour l'établir, on peut encore arriver à un certain degré de certitude, ainsi que le prouve la thèse récemment soutenue à ce sujet par notre ami M. Larguier, surtout quand il s'agit de lésions du gros intestin ; or, ce sont celles surtout qui réclament l'entérotomie. D'après ce que nous venons de dire, on voit combien peu est fondée la crainte d'être forcé de pratiquer un anus artificiel trop près de l'estomac, puisque rarement l'obstacle siége au-dessus de la fin de l'iléon.

4° Quant aux inconvénients nombreux que l'on a bien voulu trouver à l'établissement d'un anus artificiel, en disant que c'était remplacer la mort par une existence qui la faisait regretter du patient, nous nous étonnons que des esprits sérieux aient pu les faire servir comme autant d'arguments pour rejeter l'entérotomie ; il suffit de lire dans les observations combien vivement les malades ont réclamé les secours du chirurgien pour venir apaiser leurs maux ; que quand même cette opération n'aurait pas les résultats que nous osons espérer, ce n'en est pas moins une raison pour intervenir ; et d'ailleurs n'entre-t-il pas, comme le disait Louis, n'entre-t-il pas un peu de préjugé dans cette obligation ? Qu'on examine la chose avec attention. La nature exige qu'il y ait dans tous les animaux une voie par laquelle ils puissent se débarrasser du résidu de leurs digestions. Les hommes ont cet assujettissement et il dure autant que la vie ; il n'y a donc plus que la considération du lieu par où se fait cette pénible excrétion, qui pourrait faire regarder un tel assujettissement comme une infirmité rebutante ; d'ailleurs, il est constant, on n'a pour cela qu'à se reporter aux observations que nous avons indiquées, que les matières qui sortent par ces voies nouvellement établies n'ont pas la puanteur ordinaire des excréments qui ont séjourné pendant plus longtemps dans les intestins en en parcourant toute la continuité. Cela diminue ùn peu le désagrément de cette incommodité, si l'on ajoute que promptement les matières sortent moulées, ce qui exige moins de soins de propreté, qu'elles se régularisent et font sentir leur venue par un sentiment de pesanteur comme à l'état normal. Enfin, parfois l'obstacle au cours des matières qui avait nécessité cet anus artificiel a pu grâce à lui, grâce aux forces que le malade mieux nourri a recouvrées promptement, être rompu de façon que, les matières retrouvant leur cours ordinaire, cet anus artificiel que l'on a si injustement déprécié a pu être fermé et complétement cicatrisé.

Nous espérons que de telles raisons, d'autant plus solides qu'elles reposent toutes sur des faits bien avérés, sont assez suffisantes pour mettre à néant les objections dressées contre l'intervention chirurgicale et pour faire regarder comme démontrée dans le sens de l'affirmative la solution de la première question que nous nous étions posée.

Nous allons maintenant examiner dans quels cas on doi opérer ; à quel procédé on doit avoir recours, sur quelle région devra porter l'opération, et quand elle devra être pratiquée.

Art. II.

Dans quelles espèces d'étranglement interne ls chirurgien doit-il intervenir.

A ne considérer que les cas où l'opération a eu lieu, nous pouvons déjà dire : 1° que les cas où la proportion des succès est le plus considérable sont ceux d'étranglement interne consécutif à la réduction ou au débridement d'une hernie étranglée ; nous en avons réuni 5 cas, ce sont tout autant de succès ; nous n'avons trouvé aucun insuccès dans ce genre d'étranglement ; dans ces 5 cas, on fit la gastrotomie ; 2° que les étranglements siégeant sur l'extrémité supérieure du rectum et l'S iliaque ont donné, lorsqu'on les a

Charpentier.   6

péré, 12 succès pour 5 insuccès. Si, au lieu de prendre ces chiffres comme résultat brut, on veut les analyser, on arrive à cette formule générale que les cas où les succès ont été le plus nettement accentués, sont ceux dans lesquels le diagnostic de nature et de siége n'ayant donné lieu à aucune difficulté, on n'avait pas attendu le développement de complications nouvelles, ou l'affaissement complet des malades pour se décider à tenter une opération. De cette conclusion, il est facile de prévoir que les lésions qui réclameront de préférence l'intervention du chirurgien sont celles qu'il sera le plus facile de diagnostiquer. Or, en consultant les observations consignées dans les différentes thèses et mémoires, et en particulier dans les mémoires de MM. Besnier et Duchaussoy, observations dont nous avons déjà donné les résultats numériques dans différents articles, nous sommes arrivé aux conclusions générales suivantes :

1° Que le diagnostic du siége était plus facile dans les étranglements par lésions chroniques que dans ceux qui étaient survenus très-peu de temps après le début de la maladie première ;

2° Que le diagnostic de siége de ces étranglements ou lésions chroniques était plus facile dans les cas de lésions des gros intestins que dans les cas de lésions des intestins grêles ;

3° Que le siége des lésions des gros intestins devenait d'autant moins difficile à diagnostiquer, que ce siége était plus rapproché de l'extrémité inférieure du rectum ;

4° Que dans les cas où l'on parvenait à diagnostiquer la nature maligne de l'obstacle sans pouvoir en préciser le siége, tout devait porter à croire que ce siége existait dans le gros intestin, puisqu'il n'a pas encore été cité un seul cas d'étranglement par rétrécissement cancéreux de l'intestin grêle (le duodénum excepté) ;

5° Que les étranglements qui surviennent très-rapidement après le début de la maladie siégent beaucoup plus souvent sur l'intestin grêle que sur le gros intestin, excepté ceux qui suivent ;

6° Que les étranglements par corps étrangers, par calculs biliaires et intestinaux siégeaient presque constamment au niveau de la valvule iléo-cæcale, puisque ce rétrécissement normal favorisait l'étranglement à ce niveau ;

7° Qu'il y avait pour les étranglements par rétention des matières fécales, trois siéges d'élection qu'il était toujours possible de diagnostiquer et qui tous trois intéressaient le gros intestin : le cæcum, l'S iliaque, l'ampoule anale du rectum.

De ces différentes considérations qui toutes ont pour but de montrer la possibilité de diagnostiquer le siége de l'étranglement dans les cas qui précèdent, nous pouvons conclure que l'opération est indiquée déjà dans les cas suivants :

1° Lésions chroniques, malignes ou non du gros intestin lorsqu'elles ont déterminé l'étranglement.

2° Étranglements produits par l'accumulation des matières fécales, par des corps étrangers, par des calculs biliaires ou intestinaux.

Nous reviendrons sur ces cas en examinant plus loin pour chacun d'eux l'époque où il convient d'opérer. Dans les étranglements qui surviennent peu de temps après le début de la maladie, nous trouvons que l'intestin grêle est beaucoup plus souvent pris que le gros intestin ; ainsi pour les invaginations nous trouvons que un treizième des cas seulement se rapportent au gros intestin, chez l'adulte du moins, puisque chez l'enfant c'est le contraire que l'on observe.

Dans les variétés d'étranglement qu'il nous reste à passer en revue, le siége de la portion étranglée est beaucoup plus difficile à s'établir et on comprend l'importance qui en résulte surtout pour l'entérotomie qui, d'une manière générale, ne devrait jamais être pratiquée sans être certain du siége de l'obstacle. Mais nous ferons remarquer qu'en revanche cette série d'étranglements qui offre tant de difficultés pour l'entérotomie, constitue la série de cas où la gastrotomie est indiquée, puisque ce sont des étranglements constitués par des invaginations, des torsions, des nœuds, des brides, des diverticulums, des ouvertures normales ou anormales, c'est-à-dire tous cas où l'obstacle peut être levé, plus ou moins facilement, si la gastrotomie pratiquée sur la paroi abdominale voisine de l'étranglement vient à avoir lieu On voit donc que toute la difficulté de l'opération réside à savoir où il faut ouvrir l'abdomen; et nous avons déjà pris soin de noter que chacune de ces variétés d'étranglement avait un siége de prédilection dans un point de la cavité abdominale. Par exemple, si l'on pratique la gastrotomie pour une invagination, c'est toujours la moitié gauche du gros intestin qui contient la portion invaginée, c'est donc cette moitié gauche qu'il faut aller chercher; c'est toujours dans la moitié inférieure droite que siégent les étranglements soit par des diverticulums, soit par l'appendice-iléo-cæcal, soit même par des brides ou des adhérences. Nous voyons donc que dans tout ces cas d'étranglements, à part les complications que nous examinerons plus loin, il n'en est aucun où le chirurgien soit tenté de ne pas agir, en se fondant sur l'impossibilité de ne pas savoir quelle est la portion d'intestin étranglée, puisqu'il peut alors toujours savoir, dans quel point de la cavité abdominale siége l'étranglement.

Art. III.

Comment doit-on opérer ?

C'est-à-dire à quel procédé doit-on avoir recours, ou même quels sont les cas qui réclament la gastrotomie, ceux qui nécessitent l'entérotomie ? Ce que nous venons de dire précédemment nous dispense d'entrer dans de longs détails pour répondre à ces questions : on doit pratiquer l'entérotomie lorsque l'on est arrivé à la connaissance du siége de l'obstable. Par conséquent elle est indiquée dans les étranglements par rétrécissements organiques ou non des gro intestins, dans les étranglements par corps étrangers, calculs ou matières fécales. Elle est encore indiquée dans le cas de hernies diaphragmatiques, puisqu'à l'exception de l'estomac, c'est le côlon transverse qui constitue l'anse étranglée ; on voit donc qu'elle est indiquée toutes les fois qu'on est certain de tomber au-dessus de l'obstacle.

La gastrotomie, au contraire, nous semble préférable toutes les fois que l'on pourra savoir quel point de la paroi abdominale il faut ouvrir, alors même que l'on ne sait pas quel est le point de l'intestin qui est étranglé. On la pratiquera sur le point de la paroi abdominale que l'on jugera correspondre au siége de l'étranglement dont le maximum de fréquence est, comme nous l'avons vu, dans la fosse iliaque droite ou au voisinage. Il se peut que la gastrotomie étant pratiquée, l'obtacle même étant levé, l'intestin étranglé soit dans un état tel qu'une perforation soit imminente, alors il sera prudent de terminer l'opération par l'entérotomie, qui évitera ainsi, en pratiquant un anus artificiel, l'écoulement des matières fécales dans le péritoine.

On voit donc que ces opérations ne sont pas deux procédés rivaux et que chacune d'elles a ses indications nettement formulées et que l'intérêt de la question, actuellement, ne doit plus consister à savoir laquelle des deux opérations est préférable à l'autre, puisque toutes deux ont des indications et contre-indications différentes, mais bien plutôt à étudier les indications particulières à chacune de ces opérations ; c'est ce que nous nous sommes efforcé d'élucider quelque peu.

Etant indiqués les cas où il convient d'employer soit l'entérotomie, soit la gastrotomie, nous allons maintenant examiner où et à quelle époque doivent être pratiquées ces opérations.

Art. IV.

Où doit-on opérer ?

Nous allons à ce sujet examiner séparément la gastrotomie et l'entérotomie.

Une première règle doit guider dans la gastrotomie, c'est de faire l'ouverture de l'abdomen, là où l'on suppose trouver l'obstacle; à l'épigastre si l'on doit agir sur l'estomac ou le côlon transverse, à l'hypochondre droit, si c'est le duodénum ou les replis péritonéaux de cette région que l'on veut découvrir, dans la fosse iliaque droite dans les nombreux cas où l'on est fondé à supposer à ce niveau l'existence d'un étranglement, enfin partout où une douleur fixe, localisée, une matité persistante, une tumeur peu mobile feront penser que l'on est sur le siége de l'étranglement.

Que si l'on a porté le diagnostic d'étranglement interne, sans parvenir à en préciser le siége et la nature, et que la rapidité de la marche des symptômes ne permette pas de tarder plus longtemps, nous croyons qu'il est préférable de faire une large incision sur la ligne médiane depuis l'ombilic jusqu'au pubis et d'aller ainsi à la recherche de l'obstacle, mais, nous le répétons, nous pensons que l'on ne doit agir ainsi que la main forcée. On a fait à ce procédé de nombreuses objections, on a parlé de la lenteur avec laquelle se cicatrisent les parties fibreuses sur la ligne blanche, de la possibilité des éventrations, comme conséquence de l'opération, mais surtout de l'irruption d'un vaste paquet intestinal à travers la plaie, de la difficulté de dérouler les anses intestinales et de la possibilité de produire par une telle manœuvre de nouveaux enroulements ou étranglements, ou encore de replacer en réduisant les anses intestinales dans des positions anormales. M. Boinet, dans son mémoire sur la gastrotomie, répond facilement à ces objections en prouvant que l'éventration n'est pas à redouter si l'on a soin de comprendre le péritoine dans la suture, et que, dans ses opérations d'ovariotomie, il a toujours vu, après la réduction des intestins, ceux-ci reprendre leur position normale ; quant à la difficulté, soit de trouver l'obstacle, soit de lever l'étranglement, si elle existe réellement, on conçoit qu'elle sera toujours diminuée avec une large incision sur la ligne médiane qui permettra aux yeux et aux mains de l'opérateur de plonger dans tous les points de la cavité abdominale.

Quant à l'entérotomie faite pour pratiquer un anus artificiel, nous avons vu qu'elle avait été pratiquée surtout dans trois siéges différents ; sur la fosse iliaque droite, sur la fosse iliaque gauche, sur la région lombaire. Les noms de M. Nélaton, Velpeau, Amussat sont attachés à ces trois méthodes.

Ici, comme pour la gastrotomie, nous pensons que, tout en donnant la préférence à la fosse iliaque droite, il ne faut pas cependant rejeter complétement les autres régions et en particulier la fosse iliaque gauche. Nous n'avons pas l'intention de reproduire ici la description des procédés employés, description qui se trouve dans tous les traités de médecine opératoire ; nous ne voulons qu'en apprécier la valeur relative ; nous avons montré précédemment comment les résultats statistiques non raisonnés amenaient à conclure que le procédé d'Amussat était bien supérieur à celui de M. Nélaton, et nous avons expliqué que c'était moins le procédé, moins le siége de l'opération que l'époque où l'on opérait, et la variété d'étranglement pour laquelle on agissait qui expliquait le plus grand nombre de succès par l'entérotomie lombaire. Lorsqu'Amussat est venu préconiser ce procédé, tout son grand argument consistait à dire que par ce moyen on évitait de blesser le péritoine. Or la lecture d'entérotomies, par ce procédé, faites il est vrai par d'autres opérateurs peut-être moins habiles qu'Amussat, nous a convaincu que plus d'une fois la séreuse avait été intéressée ; d'ailleurs nous pensons avoir démontré combien peu était fondée la crainte de léser cette séreuse. Si,

d'un autre côté, on réfléchit que dans tous les cas où l'entérotomie lombaire a été pratiquée, l'entérotomie de la fosse
iliaque gauche pouvait être faite, toute la question se ré-
sume à examiner quel est l'endroit où l'anus artificiel établi présente les moindres inconvénients, et, sans vouloir
rapporter les discussions à ce sujet, nous rappellerons que
les soins qu'exige cette plaie seront plus facilement donnés
si elle siége à la partie antérieur de l'abdomen, sur un point
que le malade peut voir lui-même. Si nous avons pu établir la supériorité de l'entérotomie de la fosse iliaque gauche sur l'entérotomie lombaire, nous ne pouvons agir de
même par rapport à l'entérotomie dans la fosse iliaque
droite ; en effet ces deux procédés intéressent bien tous deux
le gros intestin, mais sur deux points différents, on comprend que chacun a ses indications précises. L'entérotomie
de la fosse iliaque gauche ne devra être pratiquée que si l'obstacle est sur l'S iliaque et au-dessus puisque c'est l'S iliaque
que l'on intéresse ; l'entérotomie à droite sera au contraire
indiquée toutes les fois que l'obstacle siégera plus haut, tout
en n'oubliant pas qu'on ne doit faire l'entérotomie que si
l'on est sûr de n'être pas au-dessus de l'obstacle. L'entérotomie de la fosse iliaque gauche a l'avantage de conserver
une plus grande étendue du tube digestif, mais aussi on
comprend qu'elle ne peut se faire que dans un nombre de
cas plus restreint.

Nous aurions voulu nous arrêter sur trois opérations particulières : 1° l'anastomose intestinale de M. Maisonneuve ;
mais, à part les expériences sur les animaux, aucun fait
n'est venu apporter sa sanction à ce procédé ; 2° l'extir-
pation des tumeurs de l'intestin, suivie de la suture de
l'intestin. Nous en avons rapporté un cas dû à Reybard et
où le malade survécut un an à l'opération ; malheureusement le trop petit nombre de faits ne permet aucune conclusion à cet égard ; il en est de même pour la paracentèse
de l'intestin, qui a été pratiquée avec succès dans un cas
d'étranglement, ce qui ne doit pas surprendre lorsqu'on
prend en considération les résultats déjà avantageux des

ponctions capillaires contre le tympanisme des intestins. Ces opérations auraient besoin d'être multipliées pour qu'il fût possible de porter sur elles une appréciation de quelque valeur. Serait-il possible, dans certains cas d'étranglement à marche lente, à siége bien connu et surtout fixe, d'ouvrir l'intestin par le cautère, comme on l'a fait pour les abcès des fosses iliaques, les kystes du foie? Ce procédé n'a jamais été employé, peut-être offrait-il des résultats heureux et surtout serait-il plus facilement accueilli des médecins et des malades qui ne sont pas disposés à accepter le secours de l'instrument tranchant

Art. V.

Quand faut-il opérer

Nous avons exposé comment et pourquoi les opérateurs avaient toujours trop tardé à opérer. Nous avons vu que leurs raisonnements tournaient tous dans un cercle vicieux. Pour opérer tard, ils invoquaient la gravité de l'opération tandis que cette opération n'empruntait son caractère de gravité qu'à l'époque reculée où on la pratiquait ; faut-il en conclure que l'on doit au contraire opérer dès qu'on soupçonne l'étranglement? c'est ce qu'il nous reste à examiner.

Deux principales causes de mort, pour ne pas nous occuper d'autres causes accessoires et fort rares, ont été notées dans l'étranglement : la péritonite de voisinage ou par perforation de l'intestin, et un état général qui n'a pas assez fixé l'attention et que nous serions très-tenté de comparer à une intoxication analogue à celle des cholériques, et surtout des cholériques qui n'ont pas d'excrétion alvine. En effet, le facies particulier, la prostration extrême, l'abaissement considérable de la température, la petitesse du pouls, la suspension des sécrétions sudorales ou urinaires, l'affaiblissement de la voix, sont des symptômes constatés également chez les cholériques comme chez beaucoup de ceux qui succombent à l'étranglement interne. L'expression de choléra herniaire qui a été employée pour rendre cet état, représente très-bien les symptômes constatés et fait complétement saisir leur analogie avec ceux que présentent certains cholériques. De l'époque à laquelle ils apparaissent dans l'étranglement, on déduira facilement l'époque à laquelle il faut opérer. Ne pas attendre que la péritonite ou ce choléra herniaire se soient produits, tout est là dans la gastrotomie comme dans l'entérotomie. Nous avons pris soin de noter autant que possible l'époque du début de ces complications et en même temps la durée totale de l'étranglement dans chaque variété ; ce sont là les considérations qui pourront nous guider dans l'appréciation non pas mathématique, mais assez exacte de l'époque à laquelle il convient au chirurgien d'intervenir.

D'après les cas où l'on a opéré, il est déjà permis de dire que les cas de guérison les plus nombreux sont ceux où l'on a opéré entre le 5e et le 15e jour de l'étranglement. Le petit nombre de faits opérés ne nous permet pas de faire l'application de cette formule générale à chaque variété pour saisir les modifications que chacune de ces variétés peut lui faire subir. Seule l'étude des cas de la seconde série, où il y a eu mort sans opération, portant sur un plus grand nombre de faits, peut permettre de tenter, de combler le vide à cet égard. Nous voyons en effet que la durée de l'étranglement, c'est-à-dire l'espace de temps qui s'est écoulé entre le début non de la maladie, mais des symptômes de l'étranglement et la mort, présente de très-grandes variétés, selon la nature de cet étranglement, selon la nature de la maladie dans laquelle apparaît l'étranglement. Ainsi, dans les rétrécissements cancéreux, l'étranglement marche avec une extrême lenteur, et souvent cette lenteur a été pour ainsi dire proportionnelle à la marche lente que le rétrécissement cancéreux avait suivie avant l'apparition des symptômes d'étranglement. Une seule fois l'étranglement a duré moins de 10 jours ; la moyenne a été de 15 à 30 jours ; nous pouvons déjà conclure que dans cette forme d'étranglement, on peut se presser moins que dans les autres cas ; comme cependant les perforations intestinales ont été fréquemment observées dans cette variété, et qu'alors la péritonite débute soudainement sans s'annoncer, il est bon d'être prévenu de cette coïncidence fréquente, pour avoir moins de sécurité et ne pas attendre un pareil événement. Dans les autres rétrécissements, l'étranglement marche plus vite et les perforations intestinales sont encore souvent notées. La durée de l'étranglement a varié entre 10 et 15 jours, et pour les rétrécissements inflammatoires, elle a été plus courte encore, la moyenne est de 5 à 8 jours ; on comprend donc qu'il faudra se presser davantage et que si l'on a pu, d'après la marche et les antécédents, arriver au diagnostic de rétrécissement, et que rien ne fasse penser à une production maligne, il sera prudent d'opérer avant le 8e jour, à plus forte raison si l'on soupçonne un rétrécissement inflammatoire. Nous sommes arrivé aux mêmes conclusions pour les étranglements par des polypes, si l'on peut arriver à porter un diagnostic aussi précis ; dans le cas d'invagination, il faut pour bien apprécier la valeur de la durée de l'étrangement, ne pas perdre de vue que souvent l'existence des complications propres à l'invagination, ainsi que l'âge du sujet modifient le rôle de la durée de l'étranglement sur les lésions produites. Ainsi, chez un enfant, un étranglement de 3 jours avait déjà produit des accidents considérables ; il importe donc de ne pas trop s'exagérer l'influence de la durée, et ne pas croire, par exemple, qu'une longue durée aura nécessairement beaucoup altéré l'intestin, en sorte que la thérapeutique chirurgicale serait paralysée devant cette altération, et cependant ne pas croire avoir toujours affaire à des intestins presque sains, parce que l'on n'en est qu'au troisième jour de l'étranglement.

Des chiffres que nous avons recueillis, nous croyons qu'il est prudent d'opérer encore entre le huitième et le douzième jour, sans attendre l'expulsion naturelle de la portion invaginée ; celle-ci très-souvent se fait eu milieu

de complications-péritonéales et constamment laisse à sa
suite un rétrécissement intestinal qui pour le malade ne
vaut guère mieux que l'invagination; d'ailleurs l'époque
de cette expulsion, quoique ayant lieu surtout entre le
dixième et le quinzième jour après le début de l'étranglement, est parfois beaucoup plus reculée et alors s'accompagne d'accidents graves du côté des intestins et de la séreuse. Quant aux étranglements de l'intestin par l'intestin,
l'extrême fréquence de la péritonite dans cette variété, la
rapidité avec laquelle elle apparaît peu après l'étranglement et la courte durée de ce dernier, moyenne 5 et 7 jours,
souvent moins, autorisent à opérer aussitôt que l'on peut,
c'est-à-dire dès que l'on voit apparaître les vomissements
fécaloïdes, ou plutôt dès qu'on a pu diagnostiquer cette
variété d'étranglement.

Dans le cas où l'étranglement est dû à un corps étranger,
le diagnostic du siége étant facile, puisqu'il a presque toujours été constaté au niveau de la valvule iléo-cæcale, la
péritonite par perforation se développant très-souvent et
très-rapidement, on n'a aucune raison pour perdre de
temps avant d'opérer. Nous arrivons, pour les mêmes raisons, à des conclusions analogues dans les étranglements
par des concrétions intestinales ou biliaires, ainsi que par
des matières fécales endurcies; il faut également opérer, ce
qui ne veut pas dire que toute obstruction par des matières
fécales doive exiger ce traitement, mais bien toute obstruction de ce genre, dès qu'elle a déterminé l'étranglement.
La moyenne de la durée dans le cas d'étranglement par des
diverticules ou par l'appendice iléo-cœcal, ou par des brides,
est de cinq à six jours ; elle n'a jamais dépassé huit jours
dans le cas de diverticulum et d'appendice. Il convient encore d'opérer dès le début des accidents d'étranglement et
surtout ne pas attendre au delà de 4 à 5 jours. C'est surtout dans les étranglements par hernies diaphragmatiques
que la mort arrive le plus promptement; ce qui s'explique
par la multiplicité des causes de mort dans ce cas ; ici plus
que jamais il serait donc indiqué d'opérer le plus tôt possible.

Observations inédites.

OBSERV. I. — Communiquée ‘par M. le Dr Delens, interne du service.
(Hôtel-Dieu, salle Sainte-Jeanne, n° 6, service de M. Laugier).
Cancer de la valvule iléo-cæcale. — Signes d'étranglement interne. — Entérotomie.
— Mort.

François Husson, âgé de 43 ans, serrurier, entré à l'Hôtel-Dieu le 28 janvier 1867, a été couché au n° 6 de la salle Jeanne, service de M. Barth.

Ce malade est maigre et sec ; il a subi il y a vingt ans une opération pour une hernie inguinale droite étranglée. Depuis, la hernie est revenue, mais elle était maintenue par un bandage et ne le gênait pas. Le 13 janvier il a cessé d'aller à la garde-robe, puis des vomissements sont survenus ; il est resté chez lui quinze jours sans faire aucun traitement actif et est entré à l'Hôtel-Dieu présentant les signes d'une occlusion intestinale.

Le 30 janvier, au moment où M. Laugier examine le malade pour la première fois, la face est grippée, les yeux excavés, le pouls lent, 60 environ, ayant encore une certaine force. Des vomissements de matières fécaloïdes liquides se produisent de temps en temps. L'abdomen est volumineux, météorisé. On ne sent nulle part à la palpation de tumeur spéciale ; il est d'ailleurs impossible à cause de la tension générale des parois de les déprimer suffisamment. Dans l'aîne droite, on trouve une hernie du volume d'une grosse noix qui paraît être une hernie directe du canal inguinal ; elle est molle, parfaitement réductible, sans aucun phénomène d'étranglement ni d'inflammation. Rien n'indique qu'elle puisse être la cause des accidents ; l'anneau ressemble plutôt à une éventration au niveau de l'orifice supérieur du canal inguinal qu'à une hernie proprement dite.

Par instants, on voit les anses intestinales distendues par les gaz se dessiner très-nettement sous la paroi abdominale qui se déprime en certains points. Les circonvolutions se dessinent aussi bien à droite qu'à gauche, dans les deux fosses iliaques et dans les flancs. Des borborygmes se font entendre de temps en temps, ils sont prolongés et ressemblent au roulement lointain d'une voiture.

M. Laugier remet l'opération qu'il se propose de pratiquer pour donner issue aux matières fécales à la deuxième partie de la journée.

A quatre heures, l'état est le même, absence de selles ; il y a eu des vomissements. Pouls dans le même état. Peau un peu froide. Face très-grippée. M. Laugier ne trouvant nulle part de tumeur au niveau de laquelle paraisse siéger l'obstacle, se propose de faire l'entérotomie au niveau de de la fosse iliaque droite, espérant ouvrir l'intestin grêle vers sa terminaison.

L'urine est d'abord évacuée par le cathétérisme.

Le malade est chloroformé.

L'incision est pratiquée à deux ou trois travers de doigt, en dedans et au-dessus de l'épine iliaque antérieure et supérieure du côté droit, au niveau d'une anse intestinale dont la saillie se dessine sous la peau et dont l'axe est à peu près parallèle à la ligne médiane. L'incision des téguments est légèrement oblique en bas et en dedans et présente une longueur de 7 à 8 centimètres. Les muscles sont divisés couche par couche sans hémorrhagie notable. L'intestin est mis à découvert et M. Laugier incise en haut et en bas le péritoine avec un bistouri boutonné conduit sur l'index.

Six points de suture avec un fil d'argent fixent les parties latérales de l'anse intestinale aux lèvres de la plaie. Deux autres points sont passés au niveau des angles supérieur et inférieur de la plaie. L'intestin étant fixé, il est ouvert avec un bistouri sur une longueur de 4 centimètres environ.

Il s'écoule des matières liquides, jaunes, contenant des parcelles d'aliments, ayant l'odeur des liquides diarrhéiques. L'écoulement est modéré d'abord, mais bientôt la contraction intestinale lance avec force et au loin un jet de liquide dont la quantité peut être évaluée à un litre.

On met au niveau de la plaie une grande quantité de charpie. L'abdomen est beaucoup moins tendu. Une demi-heure après l'opération une grande quantité de matières rendues par l'ouverture intestinale, baigne le malade qui a vomi encore une fois, une partie des liquides qu'il a pris.

La mort est survenue à une heure du matin.

Autopsie le 1er février.

A l'ouverture de l'abdomen, péritonite généralisée, avec épanchement séro-fibrineux médiocrement abondant, exsudat récent sur les anses de l'intestin grêle qui sont très-distendues par des gaz. Rougeur et injection. Pas d'adhérences. Le gros intestin est très-réduit de volume, il a celui de l'intestin grêle à l'état normal.

Adhérences au grand épiploon par deux brides au niveau de l'orifice supérieur du trajet herniaire.

Au niveau de la valvule iléo-cœcale, on sent une induration. En incisant le cœcum on constate que cette induration est formée par un cancer des lèvres de la valvule iléo-cœcale dont le volume est celui d'un petit œuf.

Il n'y a ni invagination, ni obstacle d'autre nature sur toute la longueur de l'intestin. Le point où a été établi l'anus artificiel répond à 50 centimètres environ au-dessus du cœcum. Les lèvres de l'incision de l'intestin adhèrent à celles de la peau. Il ne paraît pas s'être fait d'épanchements de matières fécales en ce point, et la péritonite n'y est pas plus marquée qu'ailleurs.

OBSERV. II. — Service de M. Cazalis. — Observation personnel.
(Maison de Santé).

Rétrécissements fibreux au niveau de l'angle formé par le côlon transverse avec le côlon descendant. — Entérotomie pratiquée par M. Demarquay, fosse iliaque droite. — Mort.

Marie Avenel, 52 ans, est entrée, le 27 juillet 1869, pour des douleurs siégeant à l'épigastre et à l'ombilic, causées, dit-elle, par une constipation datant de huit jours. Elle pense rester peu de temps à la maison de santé, car elle est habituée aux troubles qui l'incommodent actuellement, ceux-ci venant régulièrement la surprendre tous les ans vers la même époque de l'année pour durer quinze jours, un mois tout au plus. Elle en est tourmentée depuis 20 ans, c'est-à-dire depuis une entérite grave qu'elle a eue à cette époque et surtout depuis une atteinte sérieuse de choléra qui est survenue trois ans après l'entérite. Interrogée sur ses antécédents elle n'indique rien qui puisse faire supposer une lésion diathésique ou constitutionnelle ; cependant elle se rappelle que sa mère est morte hydropique ; elle est très-nerveuse habituellement. La menstruation a toujours été normale ; elle n'a jamais eu d'enfants. A part ces crises intestinales, elle n'a jamais rien éprouvé ; elle assure n'avoir presque jamais vomi ; elle a un vague souvenir de s'être heurté l'épigastre contre un meuble, il y a longtemps ; en tous cas, aucun trouble soit thoracique, soit abdominal ne serait survenu à la suite de cet accident. Pas d'empoisonnement ; elle n'a jamais travaillé dans le plomb ; le facies de la malade fit penser à une affection organique abdominale ; la figure était amaigrie, resserrée sinon crispée ; le teint n'était pas jaunâtre, mais bistré ; les yeux profondément enfoncés dans les orbites, fixes et brillants, les lèvres pincées,

le sillon noso-labial très-accentué; rien aux gencives, la langue
un peu sèche et collante, rien du côté de la déglutition, haleine un
peu fétide; le creux épigastrique était bombé; l'hypochondre gauche
soulevé comme d'ailleurs tout le reste de l'abdomen qui était uni-
formément ballonné avec le sommet de la convexité à l'ombilic;
pas de saillie des colons, pas d'insymétrie dans le ballonnement,
la pression était peu douloureuse sauf au creux épigastrique, gargouillement continuel avec éructations gazeuses et un peu de hoquet; pas la moindre tumeur, ni intumescence, pas de matité, sauf
aux régions déclives matité mal circonscrite, immobile, et qui
paraissait due aux matières fécales; pas de hernie, rien du côté
des voies génito-urinaires, rien au foie ni à la rate; les jambes
n'étaient pas enflées, mais amaigries comme le visage, rien sur le
tégument, ni aux thorax, cœur et poumons; rien du côté du sys-
tème nerveux, sauf une sensation d'extrême fatigue.

Le lendemain 28, les mêmes signes furent constatés; le toucher
rectal ne révéla rien; la malade avait mal dormi, n'avait rendu que
des gaz, avait eu deux vomissements bilieux et se plaignait de
sensation de resserrement aux hypochondres. T, grand bain tiède
prolongé, calomel à doses réfractées, glace par petits morceaux. Le
cinquième paquet de calomel fut rejeté ainsi que la glace et les
tisanes.

Le 29, inquiétude plus marquée de la physionomie, plaintes continuelles, faiblesse augmentée, tympanisme plus saillant mais peu
de douleur, vomissements glaireux continuels, éructations, hoquet,
peau plutôt un peu froide, pouls normal. Une sonde rectale introduite n'amène aucun résultat.

Le 30, M. Demarquay appelé par M. Cazalis pratiqua le toucher
rectal en ayant soin de se faire pousser le coude par un aide, mais
ne put constater aucun obstacle; même résultat par le cathétérisme rectal; à part l'accroissement de la faiblesse, ce sont les
mêmes symptômes que ceux précédemment indiqués. T., douches
ascendantes froides, belladone et calomel. Les douches n'eurent
d'autre résultat que d'augmenter le ballonnement du ventre de
la faire souffrir un peu plus, et de déterminer un gonflement
hémorrhoïdaire.

Le 1er août, l'insomnie était continuelle; la faiblesse encore plus
prononcée, le facies ressemblait à celui des cholériques, la malade
était immobile dans le décubitus dorsal, pelotonnée sur elle-même,
le regard fixe, la voix très-faible; la nuit, elle avait eu à plusieurs

reprises des vomissement fécaloïdes très-abondants; ceux-ci revinrent toutes les demi-heures dans la journée; les opiacés, la glace furent continués; douleur diffuse de l'abdomen, mais peu prononcée.

Le 2, voix éteinte complétement, affaissement extrème, refroidissement périphérique, pouls petit, fréquent, serré; intelligence conservée; M. Demarquay pratique dans la fosse iliaque droite, une incision de 6 à 7 centimètres au-déssus de l'aine, oblique en bas et en dedans, couche par couche, fixe l'anse qui se présenta par présieurs points de suture à la plaie cutanée et incisa l'intestin sur une étendue de 1 centimètre et demi à 2 centimètres. Il sortit près de deux cuvettes de matières stercorales semi-liquides, une sonde métallique resta fixée pour faciliter l'écoulement.

L'opération avait été rapide, brillamment exécutée, mais à peine sentie par la malade; cependant le soulagement immédiat fut manifeste. Médication tonique et glace sur le ventre. Le soir la malade paraît mieux, aucune complication ne semble devoir survenir.

Le 3, somnolence continuelle, facies grippé, pouls fugace, misérable; réfrigération visqueuse du tégument, pas de vomissements, mort une heure après la visite. L'autopsie nous a permis de constater que le cæcum avait été ouvert en haut et en avant près de sa jonction avec la portion ascendante du colon; le péritoine à ce niveau était injecté sur un rayon de deux travers de doigt tout au plus aucun; épanchement dans la cavité péritonéale, les intestins avaient conservé leur situation normale.

Le côlon transverse présentait à son extrémité gauche, au moment où il s'enfonce derrière l'estomac pour se continuer avec le côlon descendant, un rétrécissement de 1 centimètre d'étendue, ne faisant pas saillie à la surface externe de l'intestin, de nature fibreuse, avec adhérences anciennes au péritoine, plus vasculaire à ce niveau, et obstruant le calibre de l'intestin au point qu'il ne permettait que le passage d'une sonde cannelée de moyen calibre.

OBSERV. III. — Service de M. Matice. Observation communiquée par M. Tribe interne du service (Hôpital Beaujon).

Rétrécissement du côlon transverse. — Entérotomie pratiquée par M. Dolbeau. — Guérison.

Adalbert (Antoine), 31 ans, rémouleur, entre le 29 juin 1869, pour une constipation complète depuis six jours.

Il y a six mois, cet homme, qui, jusqu'alors, n'avait fait aucune

Charpentier.   7

maladie et avait des selles régulières, sentit des douleurs de pincement se produire au niveau de l'ombilic. Depuis, les selles étaient
devenues de plus en plus rares ; parfois, il est resté plusieurs jours
sans aller à la garde-robe.

Depuis huit jours, les douleurs sont augmentées, et depuis six,
la constipation est opiniâtre. Depuis douze jours, il a des vomissements biliaires ; l'appétit est nul depuis la même époque.

Au moment de l'entrée, la langue présente un enduit saburral
très-épais ; la face est amaigrie, les yeux sont excavés ; la soif est intense, mais les vomissements continuels le forcent à rejeter tout ce
qu'il prend ; ce sont des vomissements bilieux, nausées, éructations
gazeuses et gargouillement abdominal très-fréquent ; l'abdomen est
volumineux et présente un tympanisme manifeste ; toutefois la so-
norité est notablement diminuée vers la fosse iliaque droite, à 2 ou
3 travers de doigt au-dessous de l'ombilic.

Les douleurs de pincement sont très-vives et se montrent par
accès très-rapprochés, toutes les dix minutes environ ; avec les douleurs se montre une saillie des anses intestinales au niveau de la
région ombilicale et de la fosse iliaque droite. Pouls, 80 ; température, 37,1.

Traitement. Huile de ricin avec 2 gouttes de croton tiglium ; lavement au séné.

Le 30, au soir, il dit que, pour la première fois depuis huit jours,
il est resté aussi longtemps sans vomir ; mais les nausées, le hoquet,
les coliques et la constipation ont persisté. Pouls, 84 ; température,
36,6.

1er juillet. Quelques matières dures ont été rendues avec peine
par les selles, sous forme de grosse boule ; l'amélioration paraît
sensible. — Nouvelle purgation.

Le soir. Température, 37 ; pouls, 94. Pas de vomissements, mais
le hoquet, les nausées et la constipation complète persistent ; le ballonnement augmente.

Le 2. Même état, faiblesse plus grande. Une sonde œsophagienne
est introduite dans le rectum. (Douche ascendante et bain.) Vers quatre
heures du soir, les vomissements, revenus pendant la nuit, deviennent
fécaloïdes, le gonflement du ventre augmente. Les douleurs abdominales se font sentir un peu partout, mais surtout dans la moitié
inférieure droite de l'abdomen ; 96 pulsations. La peau est un peu
froide, les mains et la face sont légèrement cyanosées. — Traitement. Opiacés, glace intus et extra.

Le 3. La nuit a été assez tranquille ; pas de nouveaux vomissements; le ventre est notablement plus volumineux. Température, 36,4; pouls, 90. Pas de selles.

En raison de la persistance des symptômes, et surtout de l'apparition des vomissements fécaloïdes, M. Dolbeau, appelé à voir le malade, se décida à l'opérer suivant le procédé de M. Nélaton; le malade n'a pas été endormi, l'opération fut régulière et rapide, le soulagement considérable; le soir, le pouls était à 110, la température à 37,6; pas de vomissements.

Le 4. Pouls, 76; température, 38. L'écoulement des matières par l'anus artificiel se fait assez bien; le ventre est revenu à un volume normal.

Le traitement consiste en opiacés, cataplasmes froids et laudanisés sur le ventre, eau chlorurée sur la plaie, dont le pourtour est un peu rouge.

Le 5. Même état; sortie de noyaux de cerises par la plaie; rien par le rectum.

Les jours suivants, la rougeur de l'orifice artificiel augmente; il survient un phlegmon circonscrit à ce niveau, qui détermine un petit abcès que l'on incise.

Le 20. Le malade rendit par le rectum des matières sèches, dures et solides; mais, depuis, rien n'est sorti de ce côté, et M. Dolbeau pense qu'il doit y avoir au-dessous de l'anus artificiel un obstacle invincible, peut-être organique.

Le malade, qui passa en chirurgie à cette époque, fut perdu de vue; vers la fin d'octobre, il fut pris de variole et succomba.

L'autopsie montra que l'anus artificiel avait été pratiqué sur le gros intestin, vers la portion inférieure du cæcum.

Un rétrécissement cancéreux occupait le même intestin, à l'angle du côlon transverse et descendant, et obstruait tellement le calibre, qu'il ne permettait que difficilement le passage d'un petit stylet.

Au moment où le sujet avait été pris de variole, il était dans un excellent état de santé; ses forces étaient complétement revenues; il avait même repris un certain degré d'embonpoint.

OBSERV. IV. — Service de M. Demarquay. Observation communiquée par M. Blanquinque, interne du service (Maison de Santé).
Rétrécissement de l'extrémité supérieure du rectum. — Entérotomie, fosse iliaque gauche. — Mort. — Pas d'autopsie.

Mme ..., 54 ans, entre, le 28 novembre 1869, pour des symptômes d'étranglement dont le début remonte au 10 du même mois.

Les antécédents de la malade n'apprennent rien de particulier. Elle était habituellement très-constipée. En juin dernier, elle éprouva des accidents analogues à ceux qui la décident à se faire traiter à la Maison de santé. Ces troubles ont consisté en anorexie, soif intense, nausées, vomissements bilieux, coliques intestinales et constipation opiniâtre; ils ont duré une dizaine de jours et ont cédé à des purgatifs énergiques. Une débâcle s'est opérée, puis les selles, quoique rares, sont devenues régulières. Cependant, depuis ce temps, la constipation est devenue plus prolongée, la malade a ressenti des douleurs lancinantes, surtout à la fosse iliaque gauche, douleurs qui revenaient par accès, mais sans périodicité marquée. Le 18 novembre 1869, ces douleurs devinrent assez vives pour que l'on songeât à appliquer un vésicatoire sur la fosse iliaque qui était tuméfiée; la douleur fut un peu calmée, mais les nausées, hoquets, vomissements bilieux persistèrent, ainsi que la constipation, malgré l'emploi répété de divers purgatifs. Les vomissements, qui revenaient tous les jours, et la réapparition de la douleur, motivèrent, le 28 novembre, l'entrée de la malade, qui, à la visite du soir, présentait, outre les symptômes précédemment notés, un faciès amaigri et une tuméfaction prononcée à la fosse iliaque gauche, avec matité diffuse à ce niveau. La nuit se passa en vomituritions continuelles. — Deux lavements de tabac, des douches ascendantes dans le rectum ne produisirent aucun résultat de bon augure, non plus que du calomel et autres purgatifs, que la malade d'ailleurs rejetait presque aussitôt après les avoir ingérés.

3 décembre. M. Jaccoud, appelé à voir la malade, confirmait le diagnostic : occlusion intestinale.

On supposait que l'obstacle siégeait au rectum, à 10 centimètres de l'extrémité inférieure; ce diagnostic paraissait d'autant plus fondé, que, dans le cathétérisme par le rectum, les sondes de divers calibres qu'on avait introduites s'arrêtaient à cette profondeur.

Le 4 décembre, l'altération des forces ne faisait que s'accroître, la voix était éteinte, les extrémites refroidies, le ballonnement du ventre considérable, la douleur vague et diffuse à la palpation, les vomissements et les hoquets étaient incessants. Ces considérations déterminèrent M. Demarquay à pratiquer dans la fosse iliaque droite un anus artificiel d'après les règles établies par M. Nélaton. L'opération habilement faite, de courte durée, ne présenta rien de particulier, nous notons cependant qu'elle fut à peine sentie par la malade, quoique celle-ci n'ait pas été endormie ; il y eut une sortie considérable de matières liquides et solides ; le soulagement immédiat fut manifeste, non moins que l'affaissement des parois abdominales. Le lendemain 5 décembre, une amélioration notable était constatée dans l'état local ; les vomissements avaient complétement cessé, et la malade avait pu reprendre quelques forces à l'aide de médication tonique ; cependant le soir, les douleurs reparurent ainsi que le ballonnement ; l'interne pensant qu'il pouvait y avoir un obstacle au voisinage de la plaie, introduisit doucement le doigt, et un jet de matière sortit immédiatement après qu'il l'eut retiré. Le pouls était à 140, la température était de 38°.

Malgré ces précautions, une dyspnée manifeste suivie de tendances à la syncope, intumescence considérable de l'abdomen reparurent, et à 9 heures du soir on constatait que la peau était froide, couverte d'une sueur visqueuse, et que le pouls était insensible et les douleurs complétement nulles. L'oppression ne fit qu'augmenter et la malade succomba à deux heures du matin. Pas d'autopsie.

Obserᴠ. V—Service de M. Denonvilliers. Observation recueillie par M. J. Castiaux, interne du service (Hôpital de la Charité).

Le 14 avril 1870, un nommé Negrel (Joseph), 59 ans, est amené à l'hôpital pour des symptômes d'étranglement interne. Depuis 2 ans ce malade ressentait dans le ventre des douleurs sourdes, parfois lancinantes, mais sans localisation fixe ; parfois il avait remarqué la présence de sang dans les selles ; les matières fécales étaient effilées ou fragmentées ; il a eu aussi des hémorrhoïdes. Les accidents qui motivent l'entrée du malade ont débuté il y a 12 jours. Depuis cette époque il n'a pas eu une seule garde-robe, les douleurs ont augmenté d'intensité, sont venues par accès rapprochés, le ventre est devenu de plus en plus ballonné ; l'emploi des divers purgatifs n'a produit aucun résultat et des vomissements bilieux sont apparus depuis 7 jours, et n'ont fait qu'augmenter de fréquence ; depuis trois jours, ils sont d'un brun foncé et ont la puanteur des matières fécales. L'état du malade est grave ; la face est grippée, les yeux profondément excavés, la langue humide mais froide, la peau couverte d'une sueur visqueuse et glacée, légère cyanose des extrémités ; 120 pulsations, pouls petit, concentré. Le ventre est volumineux ; on ne remarque aucune bosselure, aucune saillie intestinale. Partout la

percussion produit un son clair excepté dans la fosse iliaque gauche, le long du côlon descendant où l'on perçoit de la matité. A droite,
gargouillement. Le toucher rectal ne fournit aucun renseignement.
La respiration est courte, anxieuse ; la voix est très-faible, le malade
souffre peu, même à la palpation. La nuit il eut un peu de délire,
il n'a pas uriné et il n'y a pas d'urine dans la vessie.

Le lendemain de l'entrée, on pratique au niveau de la fosse iliaque droite, l'entérotomie d'après le procédé de M. Nélaton; on reconnaît que l'anse qui se présente appartient à la fin de l'iléon en in-
troduisant avec précaution dans la plaie le doigt qui permet de constater l'abouchement de cet intestin avec le cæcum. Deux points de
suture fixent immédiatement l'intestin aux deux angles de la plaie ;
cinq autres points de suture fixent de chaque côté l'intestin aux bords
de la plaie, après quoi l'intestin fut sectionné avec précaution. Immédiatement après, il s'échappa une quantité considérable de matières
jaunes et liquides. Le malade éprouva un peu de soulagement, l'abdomen fut moins tendu et la respiration devint plus facile; néanmoins l'état général continue à s'aggraver ; le soir le pouls était filiforme, à 140 p., le refroidissement presque complet, et le malade
était dans le délire; il succomba pendant la nuit.

A l'autopsie, on constate que l'intestin grêle a été ouvert près du
cæcum ; les adhérences de l'intestin au péritoine sont complètes,
et résistent assez aux tractions. Aucun épanchement de matières fécales dans le ventre. Les anses intestinales sont agglutinées par
des fausses membranes de date récente.

L'S iliaque présentait à son extrémité inférieure, au moment de se
continuer avec le rectum, une tumeur cancéreuse de 7 centimètres de
diamètre, régulière extérieurement, mais présentant sur la surface
interne de l'intestin, des végétations et bosselures qui en obstruaient
presque complétement le calibre.

Obserw. VI. — Service de M. Demarquay. Note communiquée par M. Blanquinque,
interné du service (Maison de Santé).

Rétrécissement fibreux du rectum. — Entérotomie pratiquée par M. Dubrueil.
— Mort.

Dans les premiers jours de septembre, entre Mlle ***, 25 ans,
pour des symptômes d'étranglement interne remontant à quatre ou
cinq jours. Antérieurement, elle avait fréquemment éprouvé des
douleurs dans l'abdomen et était continuellement constipée; obligée
d'avoir souvent recours à des lavements et purgatifs pour vaincre

cette constipation. Celle-ci, depuis quinze jours, était opiniâtre, les douleurs beaucoup plus vives, diffuses, avec le caractère des douleurs d'accès ; le ballonnement du ventre était considérable, les saillies du gros intestin manifestes.

Des traitements énergiques avaient été prescrits par M. Guibout, appelé en consultation ; mais ni la noix vomique à l'intérieur, ni l'application de l'électricité sur le rectum, non plus que des lavements de tabac et des douches n'ont apporté de soulagement.

A l'entrée, le facies de la malade exprimait les souffrances les plus vives ; les vomissements étaient fréquents et fécaloïdes depuis cinq jours ; le pouls petit, concentré, la voix faible, la respiration anxieuse, les extrémités refroidies ; trois ponctions capillaires faites sur le trajet du gros intestin amenèrent la sortie de quelque gaz, mais sans aucun soulagement ; l'état empirant, trois heures plus tard, M. Dubreuil, appelé auprès de la malade, pratique l'entérotomie dans la fosse iliaque gauche, qni présentait de la matité et était douloureuse à la pression.

L'opération n'offrit aucune particularité, et fut bien supportée par la malade, qui en éprouva un soulagement ; cependant les symptômes précédents continuaient, et la malade succombait le lendematin. A l'autopsie, on ne constata ni péritonite, ni épanchement de matières fécales, mais un rétrécissement fibreux de l'extrémité supérieure du rectum avec adhérences anciennes du péritoine à ce niveau. Au-dessous, l'intestin offrait de petites ulcérations pointillées, mais sans perforation. Le rétrécissement laissait passer avec peine une sonde cannelée.

L'anus artificiel avait été pratiqué sur la fin de l'S iliaque.

OBSERV. VII. — Service de M. Verneuil. Observation communiquée par M. Humbort, interne du service (Lariboisière).

Cancer de l'S iliaque. — Entérotomie. — Mort.

Montigny (Louise), 66 ans, entre le 19 mars 1870 dans le service de M. Desnos, pour des douleurs abdominales et une constipation opiniâtre.

Pas de maladies antérieures ; elle a eu quatre couches dont les suites se sont toujours passées sans accident. Depuis quelque temps, elle est très-constipée et n'a de selles que tous les trois ou quatre jours. Il y a quinze jours, cette malade fut prise de douleurs dans l'abdomen, douleurs sourdes, sans localisation fixe ; le ventre n'était pas augmenté de volume. Il y a huit jours, les selles se sont sup-

primées complétement et ne sont pas revenues, malgré divers lavements et purgatifs; depuis, se sont montrés des vomissements bilieux dont la fréquence n'a fait que s'accroître.

20 mars. Le facies est altéré par la souffrance; les vomissements,
les hoquets sont très-fréquents; le ventre est très-ballonné, et les
anses intestinales se dessinent sous la peau. La palpation ne cause
aucune douleur; il y a de la matité vers la fosse iliaque gauche; il
n'y a aucun signe de péritonite; le toucher rectal ne fait rien constater.

Le 21. Les vomissements deviennent fécaloïdes, le pouls est à 72,
la température est 36,2, 36,6.

Le 22. L'état augmente de gravité; la faiblesse est plus prononcée. Température, 36,8, 36,6.

Le 23. Les vomissements ont cessé, la faiblesse est extrême, la
respiration anxieuse; le pouls petit, filiforme; la température donne
36,6, 36,4. Des injections forcées dans le rectum n'ont amené aucun
soulagement, non plus que 2 gouttes d'huile de croton.

Le 24. La voix est éteinte, les extrémités refroidies, légèrement
cyanosées; le facies abdominal plus prononcé; le ventre n'est pas
plus douloureux; la prostration est complète; la température, très-
basse, donne 35,2. M. Verneuil, qui voit la malade, est d'avis
d'opérer, et pratique en conséquence l'entérotomie dans la fosse
iliaque gauche; l'opération ne présente aucune difficulté, est suivie
d'une sortie considérable de matières et fait éprouver un peu de
soulagement à la malade, mais l'état général ne peut se relever; à
deux heures, la température était de 35,7, et la malade succombait dans la soirée.

A l'autopsie, on constatait un cancer de l'S iliaque à son union
avec le côlon descendant; une perforation de l'intestin au-dessus du
resserrement était imminente. Il n'y avait pas de traces de péritonite.
Le gros intestin avait été ouvert à quelques centimètres au-dessus
du rétrécissement.

OBSERV. VIII. — Service de M. Chauffard. Observation communiquée par
M. Desplats, interne du service.
Etranglement par rétrécissement de l'extrémité supérieure du rectum comprimée à
son union avec l'S iliaque par une tumeur extérieur à l'intestin. — Entérotomie
pratiquée par M. Guyon. — Guérison.

Le 1ᵉʳ janvier 1870, entre à la salle Saint-Luc un homme âgé de
62 ans, pour une constipation opiniâtre depuis les premiers jours
de décembre 1869. Ce malade n'offre rien à noter dans ses antécé-

dents. Depuis plusieurs années, il est sujet à de fréquents accès de coliques avec constipation; il est habituellement constipé; mais, depuis le mois de juillet dernier, cette constipation devint plus prolongée; il rendit irrégulièrement, et à de rares intervalles, des maières ovillées, et malgré des lavements purgatifs, des purgations avec l'aloès, l'huile de ricin, l'eau de Sedlitz, il n'a, de juillet à décembre, obtenu que deux selles suivies de peu de soulagement. Depuis décembre, le malade n'a plus eu de selles et a éprouvé dans l'abdomen une sensation de plénitude qui n'a fait que s'accroître de jour en jour.

1ᵉʳ janvier. Le ventre est douloureux, globuleux; on sent au niveau de l'S iliaque une rénitence qui indique que cette anse intestinale est pleine de matière; ailleurs, on ne sent aucune tumeur. Pouls peu fréquent, face peu altérée, pas de vomissements.

Le 2. Le toucher rectal ne donne que des résultats négatifs. Traitement : 4 pilules (huile de croton et belladone); aucun résultat. Le soir, lavement purgatif administré au moyen d'une canule rectale; pas de selles, pas de vomissements.

Le 3. La sensibilité abdominale devient plus marquée au niveau de l'S iliaque, les coliques reviennent par accès plus fréquents; le ballonnement augmente. Traitement : pilules de belladone; lavement avec une sonde œsophagienne; compresses trempées dans un liniment chloroformé sur l'abdomen; pas de résultats.

Le 4. Aggravation des symptômes précédents; le malade vomit les liquides qu'on lui donne. Même traitement; de plus, 40 grammes d'huile de ricin, par cuillerée d'heure en heure. Rien.

Le 5. L'huile de ricin a été rejetée par les vomissements; le ventre est modérément ballonné, mais douloureux; le pouls est petit et fréquent, la face est grippée, la soif extrême. Le malade réclame l'opération dont on a parlé devant lui. M. Guyon, qui examine le malade, confirme le diagnostic déjà porté d'obstruction ayant son siége à l'extrémité supérieure du rectum. Traitement *ut supra;* glace intus et extra.

Le 6. L'abattement est extrême; M. Guyon introduit une sonde œsophagienne par l'anus et pousse par cette sonde une injection purgative qui n'amène rien.

Le 7. L'état du malade agmentant de gravité, M. Guyon pratique, au niveau de l'S iliaque gauche, un anus artificiel. Le malade ne fut pas endormi; l'opération n'offrit aucune difficulté, et une sortie considérable de matières amena un soulagement immédiatqui, d'ailleurs, n'a fait que continuer. Aucune complication, à part un léger érythème au pourtour de la plaie, et une procidence assez notable de la muqueuse intestinale, qui, d'ailleurs, a fini par cesser; les matières sortent assez régulièrement et ordinairement moulées; le malade a repris de l'appétit et des forces. Aucune matière ne s'est écoulée par l'anus depuis six mois qu'il est opéré; d'ailleurs, quelques jours après l'opération, les parois abdominales étant devenues plus souples, la palpation a permis de constater une tumeur qui paraît extérieure à l'intestin, et qui, par la compression qu'elle a exercée sur le rectum, paraît avoir été la cause des phénomènes d'étranglement.

A. PARENT, imprimeur de la Faculté de Médecine, rue Mr.-le-Prince, 31.

9 782019 655891